¡A la mesa!

¡A la mesa!

Inés Basterra

VERGARA

Papel certificado por el Forest Stewardship Council®

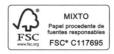

Primera edición: marzo de 2020

© 2020, Inés Basterra
© Javier Gavill (@javier-gavill/javiergavill.com), por las fotografías
© 2020, Penguin Random House Grupo Editorial, S. A. U.
Travessera de Gràcia, 47-49. 08021 Barcelona

Printed in Spain – Impreso en España

ISBN: 978-84-17664-88-6
Depósito legal: B-1.602-2020

Impreso en Gráficas 94, S. L.
Sant Quirze del Vallès (Barcelona)

VE 6 4 8 8 6

Penguin
Random House
Grupo Editorial

ÍNDICE

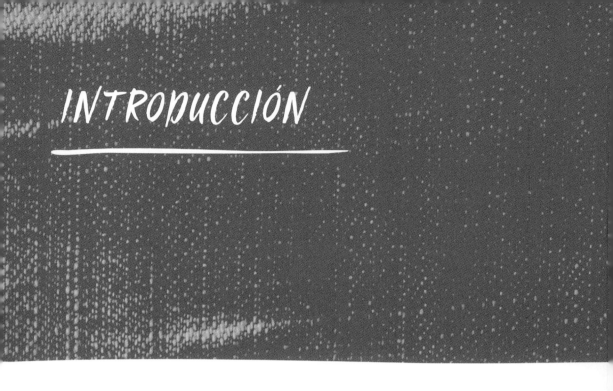

INTRODUCCIÓN

À TABLE! ¡A LA MESA! Este era el grito de guerra de mi abuela cuando nos llamaba a todos a comer, es como si la estuviera oyendo ahora mismo. Y es que cada fin de semana nos juntábamos a comer en su casa más de veinte personas entre tíos y primos. No creáis que era solo un día: sábados y domingos. Recuerdo aquella época llena de ruido, risas, alegría, gente y, sobre todo, de olores y sabores. Aquel despliegue me parecía lo más normal del mundo, pero ahora me doy cuenta del significado tan valioso de aquellas comidas y reuniones, del esfuerzo que hacía mi abuela, de las horas que pasaba en la cocina preparando sus sabrosísimos platos y de cómo disfrutaba teniéndonos a todos a su lado. Ella hacía familia alrededor de la mesa.

Este libro es un homenaje a todas las comidas y reuniones en FAMILIA, y entiéndase el término en su más amplio sentido, pues puede referirse a una reunión con amigos, una cena diaria en casa o una comida de fin de semana.

En este libro voy a proporcionaros ideas para vuestras comidas familiares, para organizaros el día a día en casa sin volveros locos y sin tener que pasar mucho tiempo en la cocina, o para optimizar el tiempo con platos que cundan y que les gusten a los niños. *Rico, sano, práctico, fácil y rápido* podría ser el resumen. Aquí recojo vuestros comentarios y peticiones, las preguntas más frecuentes, vuestras dudas e inquietudes, y a partir de ellos comparto con vosotros lo que yo entiendo por una alimentación saludable, mis trucos de organización y algunas de mis recetas preferidas. Todo lo que voy a contaros parte de mi experiencia personal, lo que he ido aprendiendo y pongo en práctica en mi día a día. Espero que estas líneas os ayuden a organizaros, a mejorar vuestros hábitos y a incorporar una alimentación sana a vuestras vidas.

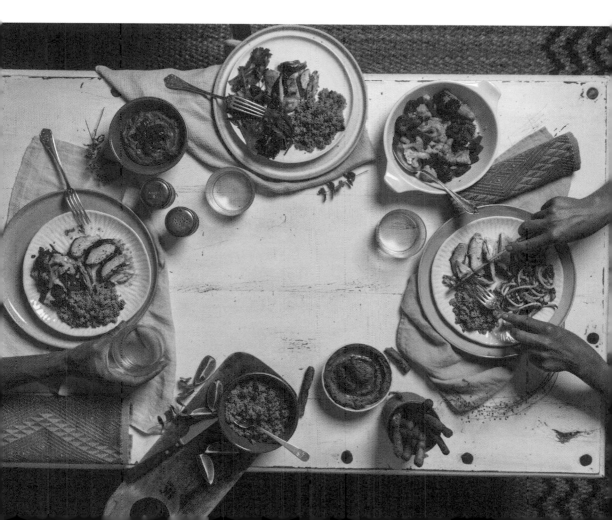

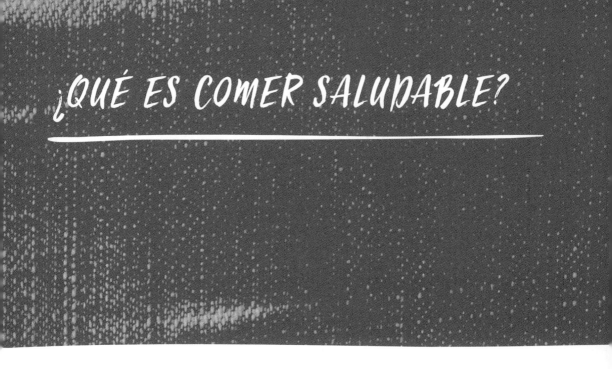

¿QUÉ ES COMER SALUDABLE?

«TENGO UN POCO DE LÍO CON TODA LA INFORMACIÓN QUE ME LLEGA SOBRE COMIDA SALUDABLE»

¡Como para no tenerlo! Entre la información que te llega a través de internet y las redes sociales, lo que te cuenta tu amiga, lo que le pasó a la prima de tu compañera de trabajo, lo que hablas con la de la tienda de debajo de casa, lo que ves en la tele o lees en el suplemento de los domingos, las zonas «diet» de los supermercados, el bombardeo de anuncios que te persigue por todos lados, las dietas mágicas de las *celebrities* y lo que ya creías saber tú de antes... Acabas como las maracas de Machín, con un cacao tremendo en la cabeza.

Voy a intentar ayudarte con esto empezando desde el principio:

¿QUÉ ES COMER SALUDABLE?

Comer saludable consiste en darle a nuestro cuerpo los nutrientes necesarios para que el organismo los transforme en energía y funcione correctamente, para que la maquinaria funcione a pleno rendimiento y en su estado óptimo, y así mantenernos sanos y reducir el riesgo de enfermedades. Estos nutrientes son las proteínas, los hidratos de carbono, las grasas saludables, las vitaminas, los minerales y el agua. Sin ellos no podríamos vivir, y si nos llega a faltar alguno, el cuerpo nos lo hace saber con algún que otro síntoma.

Ingerimos estos nutrientes a través de los alimentos y no todos tienen la misma calidad, no es lo mismo ingerir hidratos de carbono a través de harinas refinadas (por ejemplo, en una tarta) que de cereales integrales (como puede ser el arroz). Los primeros, además del nutriente que necesitamos, pueden estar llenos de aditivos, como azúcares o harinas refinadas, o estar cocinados con mucha grasa, como es el caso de los fritos.

El quid de la cuestión está en elegir alimentos saludables.

LA IMPORTANCIA DE UNA ALIMENTACIÓN SALUDABLE

Antes de adentrarnos en el estudio de los alimentos beneficiosos, quiero insistir en la importancia de ser consciente de que lo que comes influye en tu salud tanto física como mental. Influye en tu peso, te protege de enfermedades o te expone a ellas, influye en tu estado de ánimo, en tu descanso, en el estado de tu piel, en tu humor, en tu nivel de concentración, en tu desarrollo si estás en etapa de crecimiento... en todo.

Una alimentación saludable combinada con actividad física es una forma excelente de cuidar tu salud en todos los aspectos. Cuanto antes empecemos, mejor.

También me gustaría aclarar que alimentarse de una manera sana no significa estar a dieta; son dos cuestiones distintas. Todavía percibo esta asociación que se hace entre la comida saludable y el «estar a dieta» (para perder peso). Recibo muchas preguntas del tipo «¿esta receta engorda?», «¿puedo comer esto si quiero adelgazar?». Comer sano es elegir alimentos saludables para alimentarte. Engordar o adelgazar no depende tanto de lo que comes, sino de cuánto comes. Si ingieres más calorías de las que quemas, engordarás; si ingieres menos calorías de las que quemas, adelgazarás, y si ingieres las calorías justas que requiere tu cuerpo, estarás en equilibrio. Esto es matemática pura. Otro asunto es la calidad de esas calorías, que pueden llegar en «formato dónuts» o en «formato guiso de garbanzos».

No obstante, es cierto que, por norma general, si sigues una alimentación saludable lo más probable es que estés en tu peso ideal o llegues a estarlo pronto.

Llevar este tipo de alimentación va mucho más allá de las calorías, es una «forma de vida», es un hábito, una costumbre, algo que forma parte de tu día a día de manera natural. Al principio, dependiendo de cómo sea tu forma de comer en este momento, puede que te cueste un poco. Esto es normal: como todo cambio, requiere un período de adaptación, que conozcas el medio, que te familiarices con algunos ingredientes nuevos, que los ubiques en tu tienda o supermercado, que apliques nuevas formas de cocinar y adoptes nuevas recetas y sabores.

Antes de que te des cuenta, habrás incorporado a tu vida estos hábitos saludables y ya verás como en casa lo disfrutan todos.

CUÁLES SON LOS ALIMENTOS SALUDABLES LLENOS DE NUTRIENTES

> Ante la duda, lee la lista de ingredientes y desconfía de los mensajes «sin, sin, sin».

1. **Son los alimentos frescos en su forma natural,** los que nos ofrece la naturaleza y con los que se ha alimentado el hombre desde el principio de los tiempos. Estamos hablando de:

   - Frutas y verduras: de temporada y mejor de proximidad.

   - Legumbres: como, por ejemplo, garbanzos, lentejas, alubias, guisantes...

   - Cereales: los que sean integrales y se encuentren en su estado natural (no hay que confundirlos con los cereales de desayuno, que están llenos de azúcar). Los cereales integrales son los que están en su forma entera y que contienen todas sus partes: el salvado y el germen; por lo tanto, todos sus nutrientes permanecen intactos. Son muy buenas fuentes de fibra. Algunos de ellos son el arroz integral, la pasta integral, la quinoa, el trigo sarraceno...

   - Pescado: entérate de qué pescados son originarios de tu zona. ¡Prioriza siempre los alimentos de proximidad!

- Carne: como filetes o pechugas de pollo. Evita siempre las carnes procesadas, como los nuggets o las salchichas.

- Leche: animal o vegetal, ¡lo que tú prefieras!

- Huevos.

- Semillas: como, por ejemplo, de sésamo, de girasol, de calabaza...

- Frutos secos: nueces, almendras, anacardos, avellanas...

> **En definitiva: comida, comida de verdad, comida real.**

2. También forman parte de la alimentación saludable los alimentos **mínimamente procesados** con propósito de hacerlos aptos para nuestro consumo o de mejorarlos para nuestra alimentación. Lo importante es que esta manipulación no les reste calidad ni elimine sus propiedades beneficiosas, sino todo lo contrario.

Algunos ejemplos de estos buenos procesados:

- El aceite de oliva.

- La leche.

- Los yogures o las bebidas vegetales sin azúcares añadidos.

- Algunos quesos (ingredientes de un queso saludable: leche, fermentos lácticos, cuajo y sal).

- Las buenas conservas (las que no tienen ningún aditivo aparte del conservante).

- Los tarros de verduras o de legumbres.

- El pan integral 100 % (pregunta en tu panadería si está hecho con harina 100 % integral).

- Alimentos saludables congelados, como frutas, verduras, pescado...

Todos estos alimentos se han procesado de alguna manera para que podamos disfrutar de ellos y beneficiarnos de todos sus nutrientes.

¿Cómo identificar cuáles son los procesados saludables?

Identificar los alimentos beneficiosos en su estado natural es muy sencillo, porque saltan a la vista: una verdura es una verdura y un huevo es un huevo. No hay vuelta de hoja. Lo que a veces puede confundirse o puede plantearnos problemas es saber cuáles son los buenos procesados.

Para saber si un producto es un buen o un mal procesado solo necesitas **leer los ingredientes en la etiqueta de los productos.** En las etiquetas, los ingredientes de un producto se ordenan de mayor a menor proporción; así, el que esté en primer lugar es el ingrediente más abundante, y el último, el presente en menor medida. ¿Qué tenemos que buscar en la etiqueta?

1. **¿Tiene más de cinco ingredientes?** Por norma general, todo lo que tenga más de cinco ingredientes no es un procesado saludable. Esta es una clave fácil y rápidamente detectable que nos ayudará a saber qué procesado es saludable y qué es un ultraprocesado. Fíjate, por ejemplo, en las etiquetas de los platos precocinados, de las galletas o hasta del pan de molde o de algún que otro fiambre: ¡su lista de ingredientes es infinita!

2. **¿Tiene azúcares, aceites vegetales o harinas?** En ese caso, para ser un procesado saludable, el porcentaje de estos ingredientes debería ser menor de un 10 % y el alimento principal debería suponer, al menos, un 90 % del total del producto. Por ejemplo, si compras una buena hamburguesa de soja o de pollo, la cantidad de soja o de pollo debería ser siempre superior al 90 %. Si no es así, se trata de un alimento procesado no saludable.

Un ejemplo práctico:

Un producto que siempre genera dudas sobre si es sano o no: el fiambre de pechuga de pollo o pavo. Puede ser un buen procesado si, al darle la vuelta al paquete y leer los ingredientes, encuentras que el **contenido de pollo o pavo está por encima del 90 %.** En este caso, sería un buen procesado y estaríamos comprando un alimento sano.

La realidad es que la búsqueda del fiambre saludable se ha convertido en toda una hazaña, porque la mayoría de los fiambres de este estilo tienen porcentajes muy bajos del ingrediente principal, un 50-60 % de pollo o pavo, y el resto lo forma un listado interminable de aditivos. Estos porcentajes lo convierten en un producto no-sano.

«¿Cuáles son los productos que es mejor que evite en mi alimentación y en la de mi familia?»

Sin duda, los ultraprocesados. Estos son los productos que pasan por diferentes grados de procesamiento y llevan cantidad de aditivos para conservarse y tener un aspecto apetecible y atractivo.

En las etiquetas podrás ver que estos productos contienen una larga lista de ingredientes insanos y perjudiciales para nuestra salud, como:

- azúcares
- grasas
- aceites vegetales
- harinas refinadas
- colorantes
- potenciadores del sabor...

Suelen tener envases llamativos, sabores agradables, precios asequibles y promocionarse con grandes campañas de marketing con mensajes de alegría y diversión.

> **Entre los ultraprocesados tenemos refrescos de todo tipo; zumos; chucherías; bollería; galletas; cereales; panes de molde; yogures de sabores y azucarados; bebidas de frutas; carnes procesadas, como salchichas, hamburguesas...; pizzas industriales; platos precocinados y listos para calentar, como nuggets, palitos, lasañas...; productos de dietética o de adelgazamiento; sopas de sobre, y una larga lista de otros productos.**

Todos estos productos llevan «cuatro días» con nosotros; es decir, han aparecido hace muy poco en el mercado. No me imagino a mi abuela desayunando unos choco krispies de chocolate ni con una barrita energética a media mañana para matar el gusanillo, picando por la tarde una bolsa de chuches o cenando un perrito caliente con kétchup.

Sin embargo, sí la veo haciendo sus guisos llenos de sabor, sus asados en el horno, su deliciosa salsa de tomate, sus reconfortantes sopas y cremas, y sus mil versiones de arroces y pastas. Los ultraprocesados han aparecido en el momento en que la vida se nos ha acelerado, con la excusa de «simplificarnos el día a día», y lo cierto es que en poco tiempo los hemos integrado en nuestra rutina y ya los vemos como algo familiar. Por suerte, cada vez tenemos más información y somos capaces de identificar lo que es bueno y lo que no.

Cuando los insanos quieren disfrazarse de sanos

Se esconden bajo etiquetas como «bajo en calorías», «diet», «light», «sin gluten», «sin lactosa», «sin grasa», «rico en calcio, hierro, vitaminas…», «bajo en sal», «extrajugoso». La estética de sus envoltorios hace que los asociemos a alimentos saludables, pero en realidad no lo son.

Por ejemplo, en el caso del jamón de pavo es habitual leer en los envases llamadas de atención como «extrajugoso, bajo en sal, bajo en grasa, bajo en calorías, rico en calcio…», sobre todo cuando la cantidad de pavo no llega al 90 %. Estos productos suelen tener una imagen que se asocia fácilmente a lo saludable, cuando la realidad es bien distinta. Así que mi consejo es que desconfíes de los mensajes «sin, sin, sin» y que leas los ingredientes para asegurarte de que estás comprando un alimento saludable para ti y para tu familia.

Si tu intención es cuidar la alimentación de tu casa, no caigas en esta trampa. Si quieres salir de dudas, lee con atención el etiquetado para comprobar de qué está hecho el producto.

Fíjate particularmente en las etiquetas de toda la bollería, las galletas, magdalenas, patatas fritas, barritas de cereales, sopas de sobre, bandejas de carne picada, hamburguesas preparadas, fiambres… Un sinfín de productos están ultraprocesados y no en todos resulta evidente.

Hasta que tengas todos estos productos identificados y localizados, te tocará vestirte de detective e ir al supermercado lupa en mano.

PASOS PARA DISFRUTAR DE UNA ALIMENTACIÓN SALUDABLE EN FAMILIA

1. **Elimina de tu despensa las cosas que no quieras comer.** No tengas en casa lo que no quieras que forme parte de tu alimentación. Elimina las cosas insanas, cárgatelas de un plumazo, y llénala de alimentos saludables.

2. **Sé el ejemplo para tu familia:** si tus hijos, tus padres, hermanos, sobrinos o amigos te ven disfrutar con alimentos saludables, ellos también lo harán o, al menos, empezará a picarles el gusanillo.

3. **Haz la compra siempre con la lista hecha y decidida de antemano.** Solo te llevará un ratito pensar lo que vas a comer esa semana. No olvides incluir los productos de temporada.

4. **No te castigues** e incorpora caprichos, refrescos y picoteos en formato saludable (agua con gas, frutos secos, chocolate 85 %, mantequillas de frutos secos, fruta congelada...).

5. **Crea tu recetario saludable:** busca, investiga recetas ricas para tu día a día. Internet y las redes sociales están llenas de grandes ideas. Hazte también con algún

libro de recetas, como este que tienes ahora mismo delante; el placer de sentarse con un libro en las manos y ver sus fotografías mientras te imaginas cómo va a quedarte esa receta y lo que van a disfrutar en casa con ella es ya un goce.

Esto es clave, pues conquistarás a tu familia y a ti mismo con ellas. Descubre tus platos preferidos.

6. **Disfruta cocinando,** crea un buen clima cuando te pongas a ello, pon una música que te guste; es un rato para ti, así que reserva un tiempo para ello sin pensar en otras cosas.

7. **No te líes, puedes hacer cosas fáciles y saludables.** Si te encuentras en uno de esos momentos en los que te agobias, te faltan ideas, no sabes qué hacer para comer o cenar y estás a punto de pedir una pizza a domicilio, SIMPLIFICA. Vete a lo básico y más fácil. Puedes hacer platos supersencillos en un momento: saltea unas verduras con huevo, abre un bote de legumbres o un vasito de quinoa cocida con una lata de bonito.

8. **Organízate:** haz un menú semanal, elige las recetas que vas a hacer, ten los ingredientes que necesitas...

¿QUÉ ALIMENTOS TENER EN CASA PARA LLEVAR UNA ALIMENTACIÓN SALUDABLE?

LISTADO DE INGREDIENTES BÁSICOS

Si llenas tu nevera y tu despensa con alimentos saludables, tu alimentación y la de tu familia estará basada en ellos. No lleves a tu casa lo que no quieras que forme parte de tu alimentación. Si te rodeas de alimentos saludables, crearás hábitos de consumo alrededor de ellos.

Compra alimentos de verdad.

1. **En la nevera**

   - Verduras, hortalizas y fruta: ten siempre un «fondo de armario» como cebollas, calabacines, pimientos, tomates, brócoli, coliflor. Son verduras que duran bastante tiempo en la nevera y puedes hacer muchos platos con ellas, desde un salteado a un revuelto, un pisto o el acompañamiento de una pasta o arroz.

- Además de los básicos, compra la fruta y verdura de temporada: es la que está en su mejor momento para el consumo, con todas sus propiedades y sabor, y también la que está mejor de precio.

- Huevos, te solucionan cualquier comida. En tortilla, revueltos, escalfados...

- Si compras yogures, asegúrate de que no tienen azúcares añadidos. Los edulcorantes son azúcar. Este es uno de los productos más «disfrazados» del mercado. Los yogures saludables solo deben tener como ingredientes leche y fermentos lácticos. Lee los ingredientes para identificarlos. Lo mejor es comprar yogures naturales o griegos sin azúcares ni edulcorantes y si quieres que tengan fruta, ponérsela tú en casa, ya sea en trocitos o triturada. Lo mismo para los «yogures vegetales».

- Leche o bebida vegetal sin azúcares: muchas de las bebidas vegetales que tanto se consumen ahora tienen azúcar entre sus ingredientes. Identifica la que no los tenga.

- Si para ti los fiambres son un básico, recuerda: que tengan como mínimo un 90 % del ingrediente principal. Si son de pavo, que tengan por encima de un 90 % de pavo. Junto con los yogures, son uno de los productos más disfrazados del mercado. Ojo con los mensajes de los paquetes (sin gluten, sin grasa...): no son sinónimo de saludable. Lo único que te va a decir si es un producto saludable y de calidad son sus ingredientes (máximo cinco, más de un 90 % de pollo o pavo).

2. En el congelador

Es buena idea tener unos básicos de fruta y verdura congelados para que no nos falten nunca provisiones.

- Verdura: espinacas, judías verdes, coliflor... Puedes usarla para hacer purés, salteados o menestras.

- Fruta: fresas, plátano, melocotón, mango, arándanos... Para hacer batidos, helados, en un bol.

- Pan: siempre integral 100 %. Cortado en rebanadas. Solo hay que introducirlo en el tostador y comer.

3. **En la despensa**

- Legumbres: lentejas, garbanzos, alubias.

- Arroz, pasta (mejor que sean integrales).

- Otros cereales: quinoa, mijo, trigo sarraceno...

- Frutos secos naturales y semillas.

- Especias, para dar toques geniales a tus platos: orégano, albahaca, romero, tomillo, cúrcuma, curry, pimentón...

- Aceite de oliva virgen extra.

- Infusiones: son un buen recurso para tomar entre horas.

Elige productos de temporada y de proximidad

Una vez que ya sabemos qué alimentos tener en nuestra cocina, es importante priorizar los productos de temporada y de proximidad. Son los que corresponden a cada época del año. Que un producto sea de temporada implica que **sus propiedades nutricionales, sabor, textura y olor estarán en su momento óptimo,** y eso se nota luego en el plato. Además, suelen ser los más económicos, pues hay una oferta mayor, y son más respetuosos con el medio ambiente al cultivarse en su momento de ciclo natural.

Elige los de origen local para que tu compra sea más sostenible. Los productos de cercanía no necesitan grandes gastos de transporte y distribución, y así contribuyes a la economía de tu zona.

FRUTAS Y VERDURAS SEGÚN LA ESTACIÓN DEL AÑO

En primavera: fresa, cereza, albaricoque, ciruela, nectarina, espárrago, guisante, haba, judía verde, patata nueva, ajo tierno, cebolleta, apio...

En verano: sandía, melón, melocotón, nectarina, albaricoque, uva, pera, cereza, arándano, frambuesa, pepino, berenjena, calabacín, tomate, pimiento, judía verde...

En otoño: cítricos, caqui, granada, chirimoya, mango, kiwi, boniato, calabaza, acelga, alcachofa, espinaca, calabacín, champiñón y seta, cebolla, col, coliflor, puerro...

En invierno: mandarina, naranja, kiwi, limón, pomelo, manzana, alcachofa, brócoli, acelga, col, coliflor, hinojo, lechuga, endivia, remolacha...

¿QUÉ TENER EN CASA PARA PICAR ENTRE HORAS?

Si eres de los que caen en el picoteo con facilidad y son frecuentes las visitas a la nevera, hay opciones saludables que puedes tener a mano.

- Aceitunas y encurtidos

- Frutos secos naturales: nueces, almendras, anacardos...

- Chocolate 85 % o más

- Todo tipo de fruta fresca

- Fruta congelada

- Yogur natural sin azúcares añadidos

- Palitos de zanahoria y pepino

- Hummus de garbanzos y otros untables vegetales caseros: guacamole, pimientos y nueces...

- Tés e infusiones

- Fruta con canela

- Manzana en gajos asada en el microondas con un poco de canela

- Palomitas de maíz caseras...

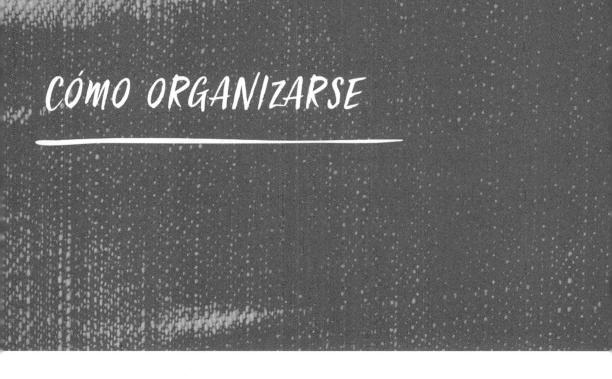

CÓMO ORGANIZARSE

«¿CÓMO ME ORGANIZO? ESTOY SUPERPERDIDA»

Por mi experiencia, puedo decirte que lo más fácil y práctico es que te organices por semanas. Siempre se suele tener más o menos claro cuál va a ser el ritmo de la que tienes por delante y así es más fácil configurar un menú y compra adecuados. Organizarse a más largo plazo resulta complicado e irreal.

Dedica un rato a planificar tu menú semanal; merece la pena que te pares e inviertas 15, 20 o 30 minutos de tu vida a ello, porque esto será lo que te simplifique el resto de la semana y hará que todo sea más fácil. Cuanto más te acostumbres a hacerlo, menos tiempo tendrás que dedicarle.

Antes de diseñar tu menú, ten claro cuál va a ser el ritmo de los próximos siete días. Algunas preguntas que puedes hacerte son:

- **¿Cuántos vais a comer en casa?**

- **¿Tienes algún compromiso?**

- ¿Qué días cenas fuera de casa?

- ¿Alguien necesitará llevarse táper?

Una vez que tengas esto claro, ya puedes concentrarte en la comida.

1. Algunos datos básicos

Por lo general, en un plato caben entre 300-350 g de comida, ya sea en un restaurante, en una cafetería o en tu propia casa. Para distribuirlos de manera saludable y equilibrada, yo tomo como referencia el plato de Harvard, que incluye una cantidad mayor de verduras y frutas, una más pequeña de hidratos de carbono y otra igual de pequeña de proteínas. También cuenta con grasas saludables, como el aceite de oliva, y con agua.

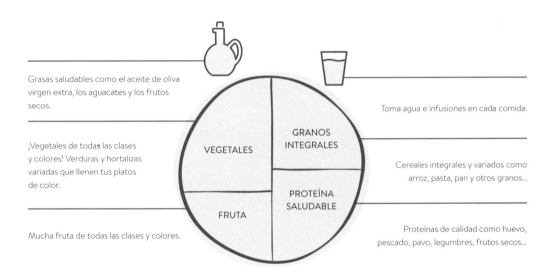

Grasas saludables como el aceite de oliva virgen extra, los aguacates y los frutos secos.

Toma agua e infusiones en cada comida.

¡Vegetales de todas las clases y colores! Verduras y hortalizas variadas que llenen tus platos de color.

VEGETALES

GRANOS INTEGRALES

Cereales integrales y variados como arroz, pasta, pan y otros granos...

FRUTA

PROTEÍNA SALUDABLE

Mucha fruta de todas las clases y colores.

Proteínas de calidad como huevo, pescado, pavo, legumbres, frutos secos...

2. ¡Ahora, prepara tu semana!

Como patrón para diseñar un menú semanal saludable, el plato de Harvard es muy útil; yo lo utilizo como referencia para organizarme en cuanto a cantidades y proporciones, **pero no hace falta diseñar cada comida atendiendo exactamente a esta distribución.** Se puede dividir la ingesta de los alimentos en las distintas comidas del día (desayuno, comida y cena).

Te pongo un ejemplo: si al mediodía has tomado un plato fuerte en hidratos, como una pasta o un arroz (ver recetas de coditos pág. 78, arroz caldoso pág. 73 y arroz negro pág. 82), puedes equilibrar tu menú diario cenando un plato rico en proteína y verdura, como una tortilla con atún (ver receta de tortilla con atún y trigueros pág. 116) o una ensalada con pescado o con carne (ver recetas de ensaladas de salmón pág. 54 y de brochetas de pavo pág. 58).

3. De lunes a domingo

Consejo: te recomiendo, por experiencia, que hagas una planificación algo flexible, por si te surgen imprevistos. Prepara algunos platos completos (canelones, albóndigas, un guiso, legumbres...) y después deja algunos alimentos cocinados y preparados solo a falta de rematar y combinar en el último momento (arroz, pasta, quinoa, verduras asadas...). Esto te dejará mucho margen de maniobra. Siempre puedes preparar un plato de verduras con quinoa y completarlo con un huevo a la plancha, o mezclar arroz con las lentejas que te han sobrado de unos días atrás.

Así, de lunes a domingo puedes organizar las comidas de tu familia en una **tabla por días.**

¡Una vez que tengas interiorizadas estas proporciones, verás que es muy fácil combinar platos y alimentos aplicando el plato de Harvard!

Siempre puedes colgar una copia del plato de Harvard en la nevera: ¡así, tú tienes una guía visual a la hora de pensar tus comidas y los más peques pueden entender también lo que necesitan!

Una vez que hayas diseñado tu menú, revisa la nevera y la despensa para asegurarte de que tienes todo lo que necesitas. Haz la lista de lo que te falta y sal a comprarlo.

	LUNES	MARTES	MIÉRCOLES	JUEVES	VIERNES	SÁBADO	DOMINGO
DESAYUNO – ½ MAÑANA – MERIENDA	FRUTA	FRUTA	FRUTA	FRUTA	FRUTA	FRUTA	FRUTA
COMIDA	Verduras asadas Quinoa Pollo	Acelgas Arroz integral Garbanzos	Puré de verduras Pasta integral Pescado	Verduras asadas Pan integral Lentejas	Brócoli Macarrones Pavo	Verduras asadas Cuscús Salmón	Menestra Arroz Pollo
CENA	Calabacín Pan Huevo	Brócoli Patata Atún	Crema de verduras Quinoa Pavo	Arroz de coliflor Pan Huevo	Ensalada Pan Hummus de garbanzos	Verduras salteadas Pasta integral Tofu	Crema de verduras Quinoa Huevo

¿YA SABES CUÁL VA A SER EL MENÚ? ¡A LA COMPRA!

> «Somos cuatro en casa y mi hijo ha invitado a dos amigos a cenar: ¿cómo calculo cuánto tengo que comprar para que no sobre ni falte?»

A todos nos ha pasado alguna vez: hacemos la compra, nos ponemos a cocinar y, cuando acabamos, sin saber cómo ni por qué, tenemos comida para alimentar a todo el vecindario (y solo somos tres a la mesa) o al contrario, lo que hay no da ni para la mitad de los comensales. Ya sea para la compra semanal o para cuando haya cena en casa, esta pregunta es recurrente. O se tiene muy buen ojo o para los que, como yo, necesitamos algo más concreto, aquí va lo que me funciona a mí. **Para saber cuánto necesito comprar de cada cosa, tengo en mente estas cantidades in-**

dependientemente de la edad del comensal, pues calculo de igual manera si son una manada de ocho años o un grupo de adultos:

[cantidad/persona]

- 80 g de pasta, arroz o legumbre
- 40-45 g de granos como quinoa, cuscús, mijo, bulgur, trigo sarraceno
- 150-200 g de carne o pescado

> **Ojo: ¡Esto es solo una guía para orientaros a la hora de hacer la compra o preparar vuestras comidas, no una prescripción de nutrición!**

Claves para no caer en los ultraprocesados

Si planificas tus menús semanales, te resultará mucho más fácil no caer en tentaciones. Pero, además, comparto contigo estas cuatro claves para hacer una buena compra saludable:

1. No hagas la compra con hambre o caerás a la primera tentación.
2. Evita los pasillos de ultraprocesados y ve directamente a lo que pone en tu lista.
3. Compra más en tiendas pequeñas y mercados, tienen productos frescos y de proximidad.
4. Lleva una lista bien definida de lo que hace falta en casa (caprichos saludables incluidos). Haz la lista en papel, utiliza una app o las notas del teléfono, pero no la lleves de memoria.

Qué comprar una vez a la semana

Frutas y verduras frescas, carne y pescado (si consumes), huevos, leche y productos frescos de corta duración.

Qué comprar una vez al mes

Legumbres, cereales (pasta y arroz), buenas conservas, frutas y verduras congeladas, y productos de larga duración y fondo de despensa.

¡A COCINAR!

> «Llego tarde a casa, no tengo ganas de nada y menos
> de ponerme a cocinar.» ¡Haz un buen *batch cooking*
> y ten la cena lista cada noche, a un golpe de microondas!

Con el menú semanal ya diseñado y todos los ingredientes en casa, solo necesitarás un par de horas para dejar listos los platos del resto de la semana, así en el día a día no tendrás que cocinar nada. El domingo por la tarde suele ser un buen día para dedicarte a esto. Si no, busca el día que te venga mejor, a tu ritmo. Esto es el famoso *batch cooking*, seguro que ya has oído hablar de él. Se trata, precisamente, de lo que estamos hablando: de dedicar un día un rato a dejar listas diferentes preparaciones que simplifiquen las comidas de toda la semana.

Cuando termines, acuérdate de dejar enfriar los alimentos antes de guardarlos en la nevera. Utiliza envases con cierre herméticos.

Algunas ideas salvavidas «abrir y comer» para días con prisas pueden ser tarros de legumbres ya preparados: garbanzos, lentejas, alubias y guisantes (buen recurso para abrir y comer), vasitos de quinoa y arroz cocidos, tarros de atún al natural o en aceite de oliva, salsa de tomate frito (con buenos ingredientes: tomate y aceite de oliva), fideos de arroz o soja de los que se cuecen en cinco minutos...

FORMAS DE COCINAR MÁS SANO QUE PUEDEN AYUDARTE

Hay muchas formas de cocinar los alimentos de manera saludable. Utilizando diferentes técnicas podrás disfrutar de un mismo alimento en distintas versiones y tu cocina será mucho más sabrosa, variada y divertida. Estas son algunas técnicas para cocinar saludable:

Hornear

Permite cocinar los alimentos con muy poca o ninguna grasa. Se utiliza el calor seco del horno, que debe estar ya caliente antes de introducir en él los alimentos. En el horno puedes hacer carne, pescado y verduras.

Vapor

Es una técnica muy saludable, porque permite conservar los nutrientes de los alimentos. Se cocinan sin grasas y quedan tiernos. Hay recipientes especiales para cocinar al vapor, las vaporeras, pero siempre puedes utilizar la técnica casera de colocar una olla con agua y un colador encima con los alimentos que quieras cocinar, sin que el líquido llegue a tocarlos. No olvides ponerle una tapa encima para que se genere el vapor.

Este tipo de cocción es ideal para preparar verduras, pescados, algunos mariscos, patatas...

Un truco: si le añades alguna hierba o especia al agua, ese sabor se trasladará a los alimentos, que quedarán aromatizados.

A la plancha

Consiste en cocinar los alimentos en una plancha o sartén sin necesidad de añadir aceite o empleando la cantidad mínima. Es importante que estos utensilios estén en buen estado y sean antiadherentes.

Se pueden hacer a la plancha carnes y aves fileteadas, pescados e incluso huevos. Para hacer el huevo a la plancha, no pongas el fuego muy fuerte y tápalo para que se haga la clara por encima.

Papillote

Es una técnica de origen francés que significa «en paquete» y que consiste en envolver los alimentos en papel de aluminio (puedes utilizar papel vegetal de hornear) de manera que quede herméticamente cerrado y que la comida se cocine con el vapor que se crea en el interior. Al cocinar en papillote se conservan los nutrientes, lo preparado queda muy jugoso y se potencia el sabor. Se puede hacer al horno, en vaporera o en el microondas.

Esta técnica culinaria casa muy bien con verduras, hortalizas, pescados y mariscos. Es muy típico el salmón en papillote con verduras. Si es la primera vez que te aventuras con el papillote, ten cuidado de no quemarte al abrir el paquete, porque tendrá todo el vapor concentrado.

Wok

Técnica adoptada de los asiáticos que consiste en cocinar en una sartén grande y de fondo redondo. Los alimentos se saltean con poco aceite y a fuego fuerte, de manera que quedan con una textura tersa muy agradable.

Es posible cocinar al wok verduras, pollo, carne, pescado, mariscos, huevos e incluso fruta.

Hervir

Este modo de preparación suele aplicarse a verduras, pasta, legumbres. Si vas a hervir verduras para comerlas enteras, hazlo con poca agua, para que se conserven mejor los nutrientes. Añádelas cuando el agua esté ya hirviendo. Para la pasta, utiliza siempre un recipiente amplio y abundante agua, remueve de vez en cuando para que no se pegue y no le añadas aceite porque no sirve para nada.

Sobre las legumbres: se cocinan a partir de agua fría, menos los garbanzos, que hay que añadirlos cuando el agua empieza a hervir.

Escaldar o blanquear

Consiste en sumergir un alimento en agua hirviendo por un período muy corto de tiempo (entre 30 segundos y 1 minuto), y, acto seguido, introducirlo en otro recipiente con agua fría, para cortar su cocción. De esta forma, los alimentos mantienen muy bien sus propiedades.

Se utiliza mucho para pelar tomates, pues hace que la piel se desprenda con facilidad, y también para darles un toque cocinado a algunas verduras.

Además de todas estas técnicas, te aconsejo que te acostumbres a utilizar especias y hierbas en tus platos. Son una buena opción para sustituir la sal (o parte de ella) y no solo les darán sabor y un toque especial a tus recetas, sino que también están llenas de propiedades beneficiosas para nuestra salud.

CONSEJOS PARA COMER DE TÁPER

«Como siempre fuera de casa y no tengo ideas de táper.»

Comer fuera de casa es algo muy habitual con el ritmo de vida que llevamos. El táper se ha convertido en un gran aliado y toda una salvación para llevarte la comida de casa y poder seguir una dieta saludable.

Prácticamente puedes meter en un táper cualquier comida que prepares para tu casa y llevártela al trabajo o adonde quieras. Te doy algunas indicaciones por si te resultan útiles.

Algunos consejos para comer de táper:

- El primero es decirte que **no te limites,** no pienses en el táper como un recipiente en el que descargar las sobras de la nevera.

- **Tampoco te compliques:** llévate la misma comida que has planificado en el menú de la semana. La gran mayoría de los platos, por no decir todos, puedes introducirlos en un táper y llevártelos al trabajo. No renuncies a comer de todo.

- Si se trata de una ensalada, **lleva siempre el aliño aparte;** así se mantendrá en perfectas condiciones y no se ablandarán los ingredientes. Puedes llevar el aliño en un tarro de cristal pequeño con tapa de rosca y no se te saldrá.

  Las ensaladas son todo un mundo; hazlas con verduras, legumbres, cereales... No te quedes en la lechuga. En las págs. 53 a 58 tienes algunas ideas, por si necesitas inspiración.

- Puedes dejar tus táperes preparados en la nevera para toda o casi toda la semana. Bien cerrados aguantarán perfectamente con las duraciones y consejos de conservación que encontrarás en la pág. 33.

- Si comes fuera de manera habitual, compra una bolsa o mochilita para la comida, con un buen juego de táperes herméticos y de tamaños apropiados que te permitan llevar un menú variado (desde sopas y cremas a guisos, ensaladas y algo de picar entre horas, si te apetece). Merece la pena estar bien equipado.

- Asegúrate, en las indicaciones del fabricante, de que los recipientes son aptos para microondas.

TRUCOS PARA SIMPLIFICARTE LA VIDA

UTENSILIOS DE COCINA BÁSICOS PARA AHORRAR TIEMPO

Tener una cocina bien equipada te hará todo el trabajo más fácil y te ayudará a ahorrar tiempo y a que todo te salga mucho mejor. A primera vista, esto puede parecer algo secundario, pero créeme que no lo es. Poder trabajar de forma ágil en la cocina es fundamental.

Hay cosas imprescindibles, como:

- Un buen juego de cuchillos de diferentes tamaños que corten bien.

- Un pelador de patatas y verduras.

- Un rallador.

- Una buena tabla de cortar, que sea amplia y no se resbale.

- Un juego de sartenes y ollas en buen estado (no hacen falta muchas, pero sí de calidad).

- Alguna bandeja y fuente de horno.

- Un robot de cocina o, en su defecto, una batidora tipo americana potente. No escatimes en esto, pues simplifica las tareas y reduce mucho el tiempo en la cocina: lo utilizarás para picar verduras; triturar salsas, cremas, purés; para batidos; para hacer untables como hummus, mantequillas de frutos secos y un sinfín de cosas más.

- Importante: botes y envases para conservar bien los alimentos.

Una cocina bien equipada y organizada es siempre una buena aliada.

DEJAR COSAS PREPARADAS CON ANTELACIÓN

Tener cosas ya cocinadas agiliza mucho la preparación de comidas y cenas, pero ¿qué cosas puedo dejar hechas? ¿Cómo las conservo? ¿Cuánto duran?

¿Cómo conservo los platos que ya he cocinado y las sobras de la nevera?

Algunos alimentos que siempre puedes dejar preparados para la semana son el arroz, la pasta o algún grano cocido (quinoa, trigo sarraceno…); las verduras asadas también se conservan muy bien; los huevos cocidos; algún guiso, las legumbres, las salsas (de tomate y otras), las cremas, los purés…

Bastará con que dispongas de recipientes herméticos de diferentes tamaños para guardarlos en la nevera, siempre bien cerrados con tapa.

Evita cubrir los alimentos con un papel film por encima y guardarlos así, y mucho menos guardarlos sin tapar; no cuesta nada ponerlos en un táper o tarro bien cerrado para que se conserven adecuadamente.

Si usas alguna conserva enlatada, pásala a un recipiente de cristal o táper con tapa.

¿Cuánto duran en la nevera?

1-2 días	2-3 días	3-4 días	4-5 días	1 semana	2 sem. o más
Pescado fresco. Pollo y pavo crudo.	Algunos platos cocinados de carne y pescado (por ejemplo unas brochetas, unas pechugas de pollo a la plancha, un pastel de pescado). Bizcochos y repostería casera saludable sin aditivos. El porridge de avena guardado en tarro hermético.	• Verduras cocidas o asadas, purés, sopas. • Carne cruda (vacuno, cerdo). • Yemas o claras de huevo bien tapadas.	Muchos platos cocinados, guisos, legumbres, pasta, arroz y demás granos, • Huevos cocidos. • Conservas abiertas (cambia el envase y guárdalas en un tarro hermético).	Mermeladas caseras sin azúcar (ver recetas pág. 46).	• Mantequillas de frutos secos. • Caramelo de dátil. • Huevos frescos.

EL CONGELADOR: ¡EL GRAN ALIADO DEL HOGAR!

Será un buen socio para tener siempre recursos a mano. Puedes congelar alimentos crudos o platos cocinados, y te aguantarán unos cuantos meses en perfecto estado.

Yo guardo los alimentos frescos en un cajón y los cocinados, en otro.

¿Qué puedo congelar?

- **Fruta fresca, mejor troceada:** plátano, fresa, arándano, frambuesa, mango, melocotón, kiwi, naranja, sandía... Es cierto que no todos estos frutos tienen la misma calidad en textura tras la congelación; si te queda blanda, puedes hacer un batido con ella. De todas formas, no es necesario descongelar la fruta para consumirla, puedes comerla directamente así sola o en un bol con algún cereal y yogur. También puedes triturarla directamente para hacer batidos y helados saludables.

- **Verduras:** las que vayas a cocinar y no a comer en crudo después. No hace falta descongelarlas antes de cocinarlas, se pueden poner directamente en agua hirviendo o rehogarlas en la sartén. Para hacer salteados, arroces, cremas y purés, tortillas, guisos...

- **Legumbres cocinadas:** si se trata de un guiso y tiene patata, mejor retirarla.

- **Pasta y arroz cocinados:** siempre que sean secos (no arroz caldoso). Su textura puede variar ligeramente al descongelarse, pero resultan agradables.

- **Quinoa cocida y otros granos como mijo, cuscús...:** bien escurrida y en una bolsa de congelación. Al ser granos pequeños, se descongelan muy rápido. Se pueden poner directamente en la sartén o darles un golpe de microondas para consumir en el momento.

- **Sopas, cremas, purés y caldos.** En el caso de los purés y las cremas de verduras, al descongelarse suele quedar una textura como desintegrada; bastará con que los batas de nuevo para que recuperen su textura homogénea.

- **Untables y patés vegetales** como el hummus.

- **Carnes y pescados en crudo,** tanto enteros como troceados.

- **Platos de carnes y pescados cocinados** como guisos, asados, lasañas, canelones...

- **Pan:** cortado en rebanada o entero. Se puede tostar directamente en el tostador o en el horno sin esperar a que se descongele.

Cosas que no tienen buen congelado

La patata cocinada, al descongelarse, queda con una textura arenosa. Si congelas un guiso que lleve patata, te aconsejo que la retires antes.

Todas las verduras que vayas a comer en crudo, como la lechuga y las de hojas verdes, quedan mojadas y blandengues.

El pepino o los tomates tampoco quedan bien al descongelarse.

> **Los alimentos que ya se han descongelado no pueden volver a meterse en el congelador a no ser que los cocines de alguna manera y los congeles después.**
>
> **Por ejemplo, sacas de él unas pechugas de pollo, haces unas albóndigas con ellas y entonces sí puedes congelar ese plato ya cocinado.**

¡APROVECHA LAS SOBRAS!

«¿Qué hago con las sobras? Se me acumulan en la nevera.»

Si se te acumulan en la nevera restos de platos que no habéis acabado en la comida, reinvéntate y no tires nunca nada. Puedes mezclar varios platos y crear uno nuevo con todos ellos. Por ejemplo, si te sobra un poco de arroz, algo de pollo y unas verduras, lo mezclas todo y añades salsa de soja o de tomate, y ya tienes un plato nuevo.

Haz croquetas, lasañas y canelones con cualquier sobra, ya sea carne, pescado o verduras. Haz tortillas con distintos ingredientes (ver receta de tortilla de calabacín y coliflor pág. 106), utiliza los restos de carne o pollo para desmigarlos y hacer una noche de tacos en casa, o invéntate un *pie* tipo inglés; solo tienes que poner todas las sobras en una bandeja y cubrirlas con puré de patata (ver receta de pastel de pescado pág. 94). Y recuerda: siempre tienes a mano el congelador.

Diez consejos para un buen congelado

1. Guarda los alimentos siempre bien cerrados. Utiliza envases que cierren bien para que estén protegidos, se conserven en perfecto estado y no cojan olores.

2. Deja enfriar los platos cocinados antes de introducirlos en el congelador.

3. Separa en raciones y no lo congeles todo de golpe; así podrás sacar las cantidades que necesites en cada momento.

4. Escribe la fecha de envasado, lo que contiene el paquete y cuántas raciones son. Esto te resultará muy útil y práctico.

5. Si metes en el congelador líquidos como caldos, sopas y cremas, no llenes el recipiente hasta arriba, porque al congelarse se expanden y aumentan su volumen.

6. Congela siempre los alimentos cuando estén frescos y en buen estado, no cuando estén a punto de pasarse, porque al descongelarlos los encontrarás igual.

7. Organiza con lógica los cajones por cada tipo de alimento. No guardes el pescado con la fruta o con el pan, para que no haya transmisión de sabores.

8. Procura descongelar en la nevera para que el alimento vaya adaptándose a la temperatura. Basta con sacar las cosas la noche anterior al momento en que vayas a necesitarlas.

9. Evita usar vidrio y cristal, pues pueden romperse.

10. Mantén el congelador siempre a punto, limpio y sin escarcha.

LOS PEQUEÑOS DE LA FAMILIA Y LA COMIDA SALUDABLE

IDEAS PARA MOTIVAR A LOS NIÑOS CON LA COMIDA

Esto es algo que trae de cabeza en muchas casas. Teniendo en cuenta que un niño es un niño y que hay cosas por las que tendrás que pasar y que deberás aceptar, estas son algunas ideas para motivar a los niños con la comida:

- **Tú eres su mejor ejemplo,** come con ellos y pon el mismo menú para toda la familia. Los niños imitan lo que hacen los mayores; si te ven comer algo, probablemente lo quieran también.

- **Cocina con ellos,** haz que se involucren en la cocina y que disfruten de ella. Educar a un niño en alimentación saludable desde pequeño hará que adopte este hábito de manera natural y será una ventaja que tendrá toda la vida.

- **Proponles retos y juegos,** como crear su plato especial con los ingredientes que les des.

- **Dedica un día de la semana o del fin de semana a cocinar con ellos,** para que lo integren como una actividad más de sus juegos y disfrute.

- **Conviértelo en una actividad más para disfrutar en familia.** Cuando prueben cosas nuevas, que cada uno aporte su opinión o que busquen un sabor al que les recuerde.

- **Compra unas plantas de hierbas aromáticas y encárgales que las cuiden.** Les hará familiarizarse con ellas y podrán ponerlas en sus platos.

- Educar el paladar es posible y más fácil de lo que imaginamos. **No los obligues a comer «porque sí»,** es normal que no le guste todo a todo el mundo. Haz que sea algo placentero para ellos.

- **Crea un clima positivo alrededor de la comida,** sin grandes discusiones. Cuanto más insistimos en algo, peor suele ser.

PEQUEÑOS TRUCOS PARA MALOS COMEDORES

Si ya lo has intentado todo, estas son algunas medidas de emergencia que pueden ayudarte:

- Haz salsas con verduras para aliñar pastas y tritúralas (ver receta de coditos con salsa de calabaza pág. 78).

- Introduce verduras muy picadas y legumbres en lasañas o canelones.

- Haz batidos con frutas y verduras. El truco es dar con la combinación de sabores apropiada: añade plátano, que es una fruta que suele gustar; para hacerlo de chocolate, pon 1 cucharada de cacao puro en polvo (sin azúcares añadidos).

- Cuando hagas legumbres, pon las verduras enteras y, una vez hechas, sácalas y tritúralas hasta hacerlas puré. Añade ese puré a las legumbres para que quede integrado. Además de un sabor muy rico, le dará una textura muy agradable.

Y ahora que ya tienes todos los ingredientes, has equipado tu cocina con buenos utensilios y conoces las técnicas para cocinar saludable... es el momento de ponerse a crear platos deliciosos.

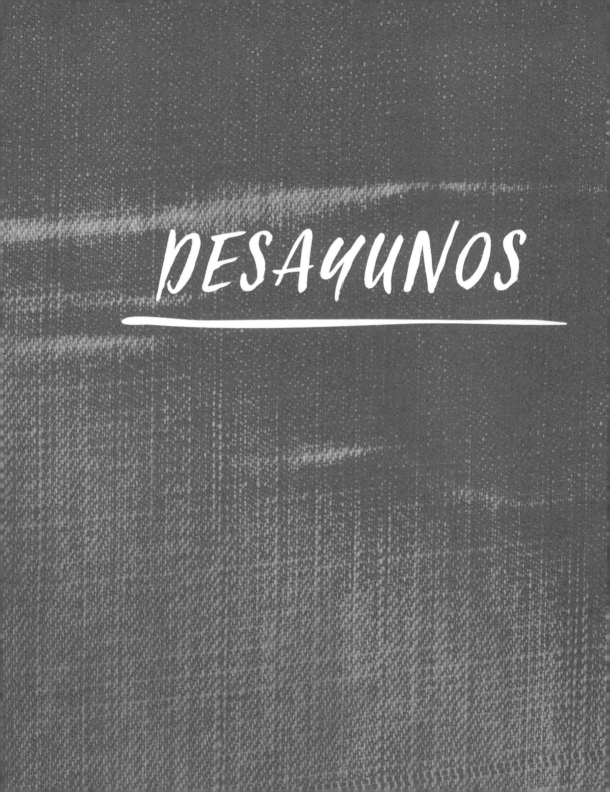

DESAYUNOS

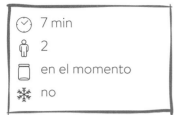

⏱ 7 min

🧍 2

🥫 en el momento

❄️ no

- 2 rebanadas de pan de espelta 100 % integral (u otro pan integral)
- 2 cucharadas de queso tipo cottage o requesón
- 1 aguacate
- 1 plátano
- Semillas de sésamo

Nota:

Prueba esta misma tostada con otras frutas como mango, melocotón o pera. ¡Deliciosa!

TOSTADA DE QUESO COTTAGE, AGUACATE Y PLÁTANO

Elaboración

1. Tuesta el pan y extiende el queso por encima. Coloca unas láminas de aguacate y unas rodajas de plátano. Espolvorea semillas de sésamo tostadas.

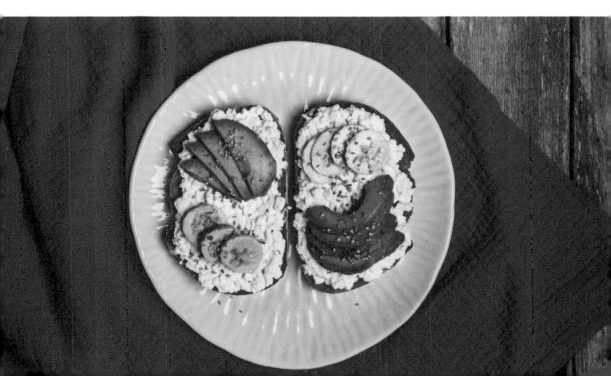

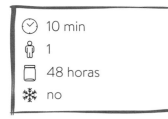

- 10 min
- 1
- 48 horas
- no

- 40 g de copos de avena suaves
- 1 vaso de leche vegetal o animal
- 1 cucharadita de cacao puro en polvo sin azúcares añadidos
- ⅓ de cucharadita de canela
- ¼ de cucharadita de jengibre en polvo
- Una pizca de sal
- *Toppings*: 1 plátano, pepitas de chocolate, avellanas picadas
- Un chorrito de aceite de coco o de oliva virgen extra

Notas:

Puedes hacer el porridge en el microondas calentando la leche con la avena 2 minutos.

Puedes hacerlo la noche anterior y guardarlo en la nevera o hacer cantidad para 2 días y reservarlo.

Tanto frío como caliente.

PORRIDGE DE AVENA CON CHOCOLATE Y PLÁTANO A LA PLANCHA

Elaboración

1. Pon todos los ingredientes en un cazo a fuego medio y cocina unos 5 minutos, hasta que se convierta en una textura de papilla suave. Si queda muy espeso, añade más leche.

2. Corta el plátano por la mitad a lo largo y hazlo a la plancha en una sartén con unas gotas de aceite de coco o de oliva.

3. Sirve el porridge en un bol y coloca encima el plátano, unas pepitas de chocolate y las avellanas picadas.

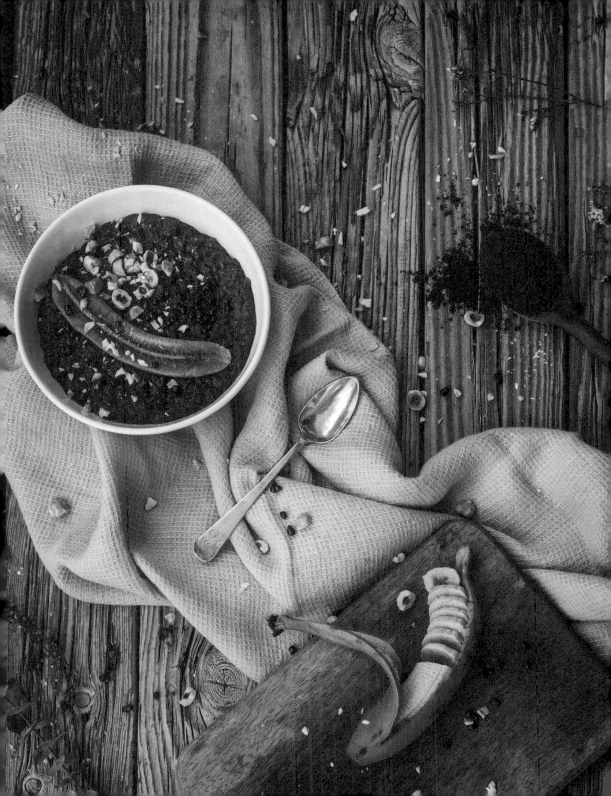

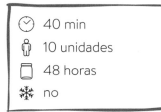

- 🕐 40 min
- 👤 10 unidades
- 🔒 48 horas
- ❄️ no

- 200 g de calabaza (pesada en crudo y sin piel)
- 135 g de harina de avena (se hace triturando la avena)
- 1 plátano maduro
- 1 huevo
- 2 dátiles
- 1 cucharadita de levadura
- 1 cucharada de semillas de chía
- 2 cucharadas de agua
- 1 cucharadita de esencia de vainilla (o media rama)
- 60 g de aceite de oliva virgen extra
- Un puñado de pipas de calabaza crudas

Nota:

Al ser unas magdalenas húmedas, por la calabaza, tienen corta duración. Te aconsejo hacer tandas para 2 días.

MAGDALENAS DE CALABAZA

Elaboración

1. Precalienta el horno a 180 °C con calor arriba y abajo.

2. Corta la calabaza en dados de unos 2 cm de grosor. Ponla en un bol, tapa con film transparente y cocina en el microondas a máxima potencia durante 4 minutos.

3. Pon todos los ingredientes en el vaso de la batidora (calabaza incluida) y tritura hasta conseguir una masa homogénea.

4. Rellena con la masa las cápsulas de las magdalenas hasta la mitad (subirán con la levadura). Reparte unas pipas de calabaza sobre cada una de ellas. Ponlas en una bandeja e introdúcelas en el horno durante unos 35-40 minutos. Pincha con un cuchillo para comprobar que están hechas. Si el cuchillo sale limpio, es que están listas.

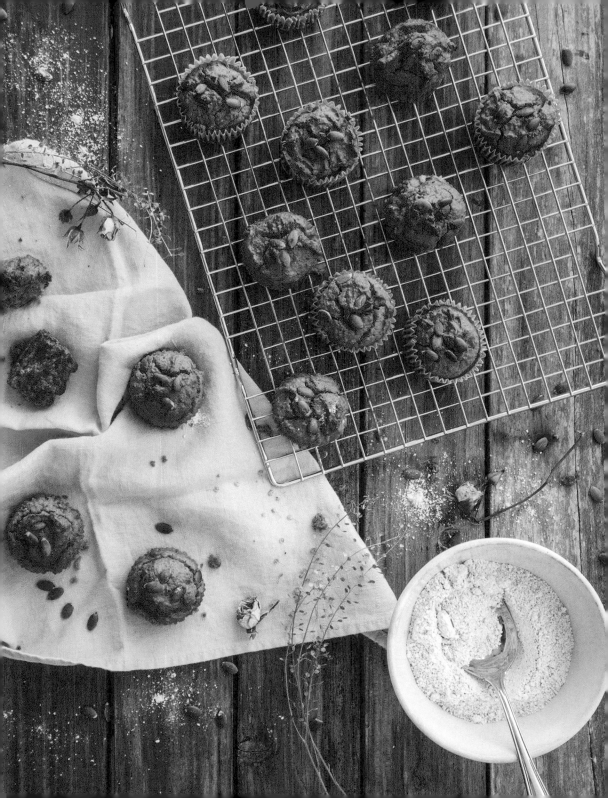

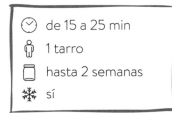

- ⏱ de 15 a 25 min
- 👤 1 tarro
- 🥫 hasta 2 semanas
- ❄ sí

- **Melón y pera:** 500 g de melón + 2 peras + ralladura de ½ limón + 1½ cucharadas de semillas de chía

- **Fresas congeladas:** 300 g de fresas congeladas + ½ cucharadita de canela + ⅓ de cucharadita de jengibre en polvo + 2 clavos + ralladura de ½ limón o naranja + 1 cucharada de semillas de chía

- **Arándanos:** 300 g de arándanos (congelados o frescos) + ½ cucharadita de canela + ⅓ de cucharadita de jengibre en polvo + ralladura de ½ limón + 1 cucharada de semillas de chía

- **Piña y jengibre:** 350 g de piña + 1 trozo de jengibre de unos 3 cm

- **Melocotón y canela:** 4 melocotones maduros + 1 cucharadita de canela + zumo de ¼ de limón + un pelín de agua

Notas:

Otra opción para hacer estas mermeladas es usar el microondas. Introdúcelas unos 10-15 minutos para ablandar la fruta y sigue los mismos pasos descritos.

Si quieres endulzarlas, añádeles unos dátiles triturados, sirope de agave o un poco de miel.

MERMELADAS DE FRUTAS SIN AZÚCAR

Elaboración

Melón y pera:

1. Pon el melón y las peras pelados y troceados en un cazo al fuego. Añade la ralladura de limón y déjalo al fuego 15 minutos, hasta que se ablande. No necesita agua, ya que la fruta soltará su jugo.

2. Retira del fuego y aplasta la fruta con un tenedor hasta hacerla puré. Agrega las semillas de chía, mezcla y deja reposar hasta que se enfríe y espese.

Siguiendo el ejemplo de la receta de melón y pera, puedes preparar mermeladas similares de fresas congeladas y arándanos –reblandeciéndolos a fuego medio 10 minutos, luego triturándolos y añadiendo semillas de chía–, piña y jengibre –aplicando 10 minutos de fuego medio y triturando con una batidora– o melocotón y canela.

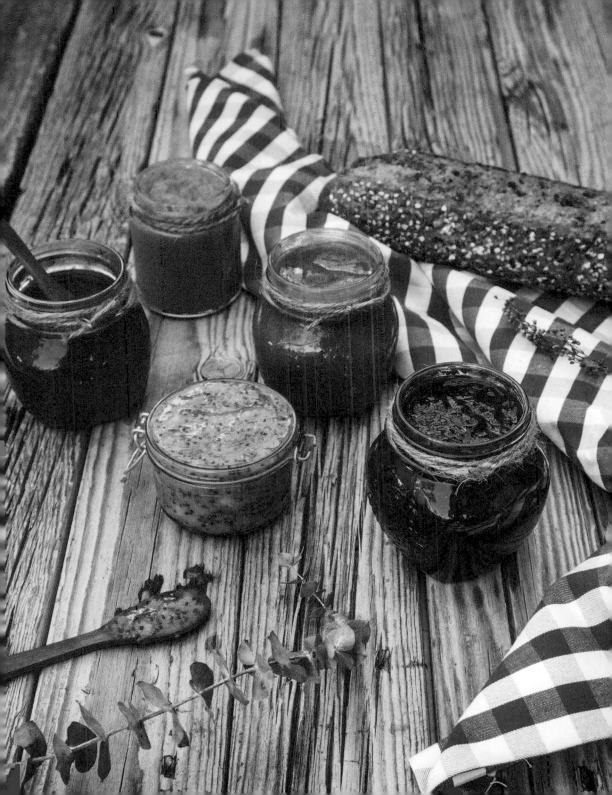

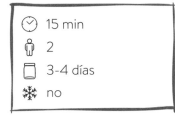

- 15 min
- 2
- 3-4 días
- ❄ no

- 2 rebanadas de pan integral (trigo, espelta...)
- 100 g de champiñones portobello o setas shiitake (o mezcla)
- 2 cucharadas de queso crema
- Una pizca de sal y pimienta
- Cebollino fresco
- 2 huevos
- Un poco de aceite de oliva virgen extra

Notas:

Puedes dejar preparada con antelación la mezcla de setas, queso y cebollino. Guárdalo en un táper en la nevera 3-4 días en perfecto estado.

Espera a que las setas se enfríen antes de mezclarlas con el queso, para que este no se derrita y se licue.

TOSTAS DE SETAS CON QUESO CREMA, CEBOLLINO Y HUEVO POCHÉ

Elaboración

1. Lamina las setas y saltéalas en una sartén con unas gotas de aceite. Añade un poco de sal. Espera a que se enfríen antes de mezclarlas con el queso crema. Agrega una buena cantidad de cebollino picado y reserva.

2. Haz 2 huevos poché.

3. Tuesta el pan y coloca encima la mezcla de setas con queso y el huevo poché. Incorpora un poco de pimienta y más cebollino picado.

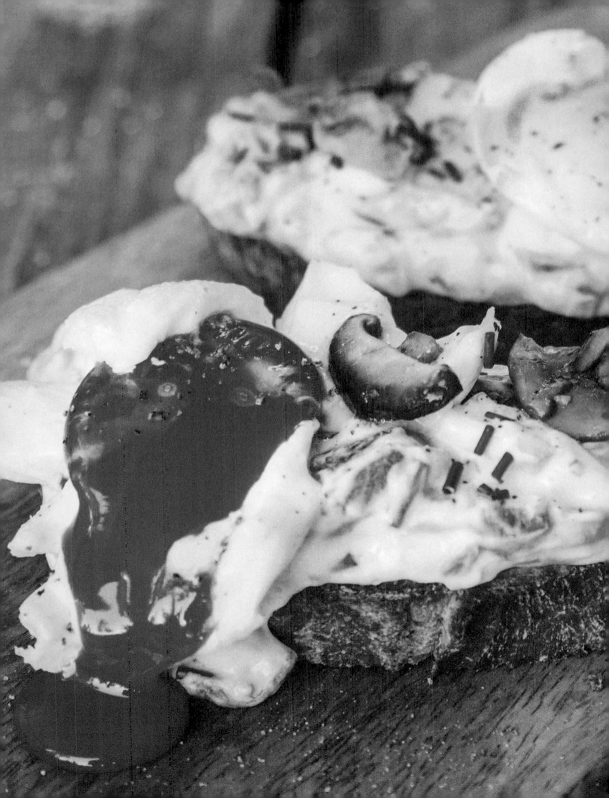

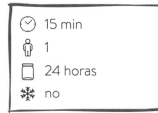

- 1 huevo
- 3 claras (o 1 huevo)
- un puñado de espinacas
- ½ aguacate
- Una pizca de sal
- Un poco de aceite de oliva virgen extra
- *Pico de gallo:* 1 tomate, ¼ de cebolleta, una pizca de sal y pimienta, unas gotas de zumo de lima, un poco de cilantro fresco picado

Nota:

Puedes hacer la tortilla con 2 huevos enteros sin usar las claras. ¡Rellénala de lo que más te guste!

TORTILLA MEDIALUNA RELLENA DE AGUACATE Y PICO DE GALLO

Elaboración

1. Tritura con un robot las espinacas con las claras y el huevo. Añade una pizca de sal y viértelo en una sartén caliente con un poco de aceite. Cuaja la tortilla a fuego medio-suave, para que se haga por debajo, pero sin quemarse. Retira del fuego.

2. Pico de gallo: trocea muy pequeños el tomate y la cebolleta. Añade una pizca de sal, pimienta, cilantro fresco picado y unas gotas de zumo de lima.

3. Aplasta el aguacate con un tenedor y extiéndelo sobre una de las mitades de la tortilla. Coloca encima el pico de gallo y dobla la tortilla sobre sí misma desde el otro extremo formando una media luna.

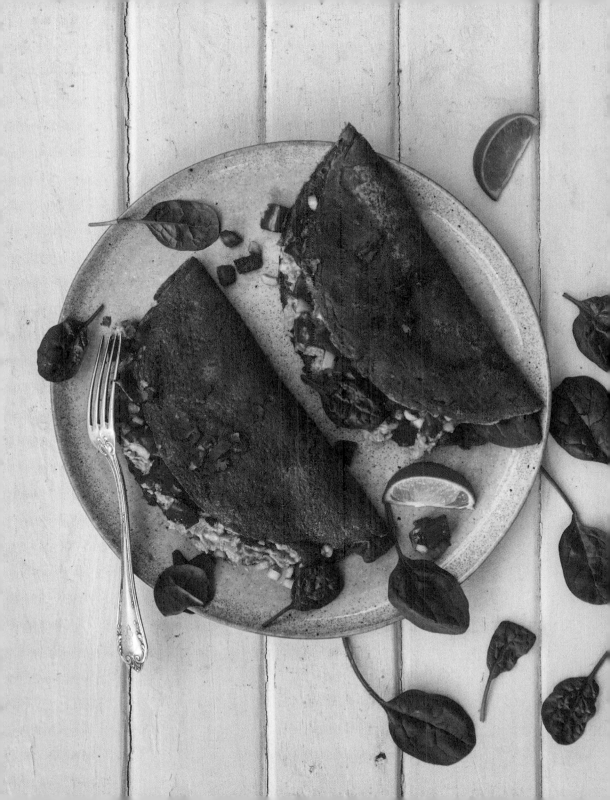

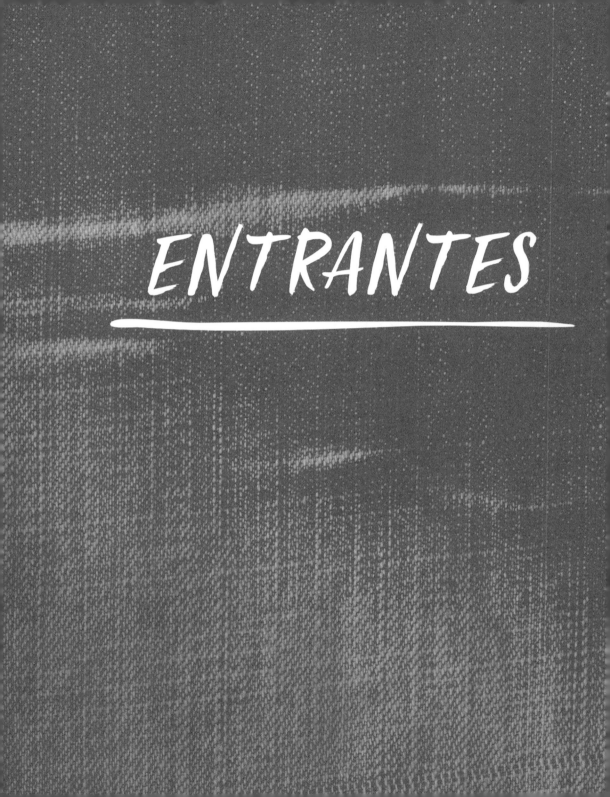

ENTRANTES

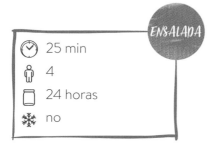

⏱ 25 min

👤 4

🫙 24 horas

❄ no

ENSALADA DE ARROZ CON FRUTAS + ALIÑO DE PESTO Y YOGUR

- 300 g de arroz integral o blanco
- 1 cebolla morada
- 2 melocotones
- 3 tomates
- 2 pepinos
- 2 kiwis
- Unas hojas de hierbabuena
- *Aliño:* salsa pesto y yogur natural

Notas:

Adereza la ensalada siempre en el momento de comer y no antes.

Combina con las frutas que más te gusten.

Elaboración

1. Cocina el arroz, escurre y enfría.

2. Corta la cebolla en juliana fina, pela y trocea el melocotón, el kiwi, el pepino y el tomate. Ponlos en una ensaladera sobre el arroz. Incorpora unas hojas de hierbabuena y aliña con un poco de salsa pesto y yogur natural.

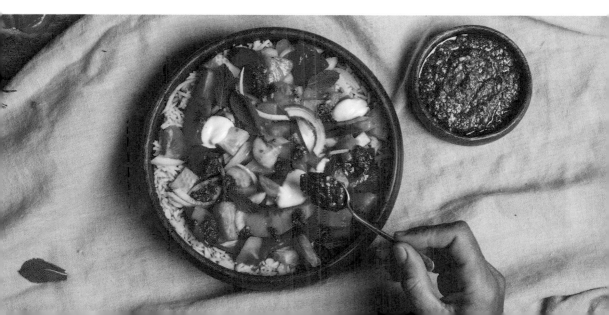

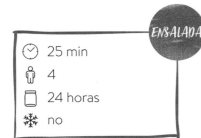

- 🕐 25 min
- 👤 4
- 🥫 24 horas
- ❄️ no

- 4 lomos de salmón fresco
- 150 g de quinoa
- Agua abundante para hervir
- 1 manojo de espárragos trigueros
- Un puñado de pepinillos en vinagre
- Rúcula y brotes de rabanitos
- Unas rodajas de lima
- Un poco de aceite de oliva virgen extra
- *Vinagreta:* aceite de oliva virgen extra + 1 cucharadita de mostaza de Dijon + zumo de limón + pepinillos picados + pimienta

Notas:

Sirve la ensalada con el salmón templado para crear un buenísimo contraste.

Aliña en el momento de comer.

ENSALADA DE SALMÓN CON QUINOA + VINAGRETA DE MOSTAZA

Elaboración

1. Cuece la quinoa en abundante agua hirviendo unos 12 minutos. Escurre, enfría y reserva.

2. Cocina los lomos del salmón enteros a la plancha, sin hacerlos demasiado.

3. Corta los trigueros y saltéalos en una sartén con un poco de aceite.

4. Monta la ensalada con una base de quinoa; encima, el salmón troceado, los trigueros, la rúcula, los brotes, unos pepinillos picados y unas rodajas finas de lima.

5. Prepara la vinagreta emulsionando todos sus ingredientes.

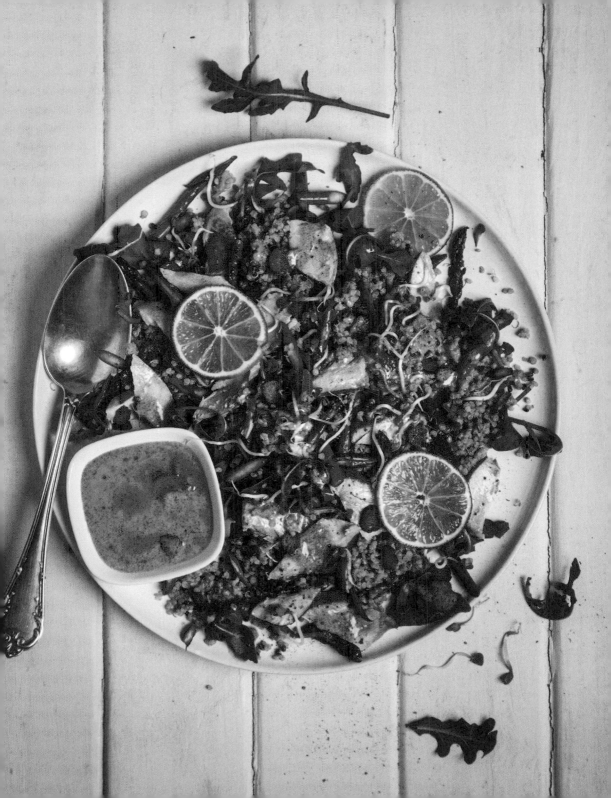

⏱ 30 min

👤 4

🥫 24 horas

❄ no

ENSALADA DE JUDÍAS VERDES, BIMI, MANGO Y JAMÓN + ALIÑO DE SOJA, NARANJA Y ALMENDRAS

- 250 g de judías verdes
- 200 g de bimi
- Agua para hervir
- 1 mango grande
- 8-10 lonchas de jamón
- 1 aguacate
- 200 g de mozzarella
- Unas hojas de col morada
- *Vinagreta:* salsa de soja + zumo de naranja + ralladura de naranja + sal y pimienta + un puñadito de almendras picadas

Notas:

Añade un poco de bicarbonato al cocer las judías para que te queden con un bonito y brillante color verde.

Aliña la ensalada en el momento de comer y no antes.

Elaboración

1. Corta las judías vedes por la mitad para que queden bien finas. Introdúcelas 3-5 minutos en agua hirviendo hasta que se ablanden (cuanto más finas sean, antes se ablandarán).

2. Cuece el bimi 3 minutos. Escurre y reserva.

3. Coloca en una fuente unas hojas de col morada y encima las judías verdes, el bimi, el mango laminado, el aguacate en dados y la mozzarella troceada. Reparte unas lonchas de jamón dobladas por toda la ensalada y termina con unas almendras picadas.

4. *Vinagreta:* bate todos los ingredientes del aliño y mezcla bien para emulsionarlos.

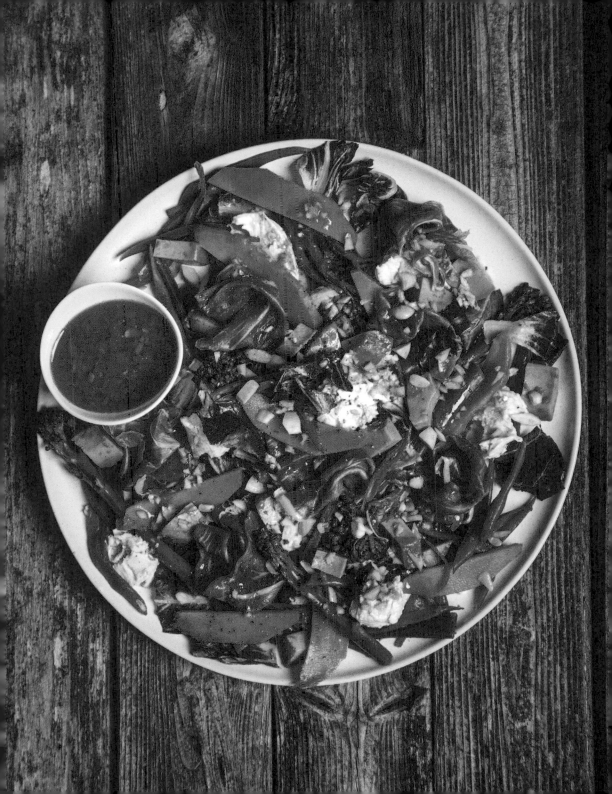

⏱ 30 min

🧍 4

🥫 48 horas

❄ no

- 600 g de pechuga de pavo entera (2 pechugas)
- Brotes verdes tiernos
- Tomates cherry
- Rabanitos
- Brotes de alfalfa
- Un poco de aceite de oliva virgen extra
- Una pizca de sal y pimienta
- *Aliño:* un puñado de almendras + un puñado de tomates cherry + aceite de oliva virgen extra + vinagre + sal y pimienta

Notas:

Si vas a utilizar palitos de brocheta de madera ponlos a remojo en agua fría mínimo 30 minutos antes de cocinarlas, para que no se quemen.

Las brochetas se pueden comer tanto en frío como en caliente.

ENSALADA CON MINIBROCHETAS DE PAVO + ALIÑO DE ALMENDRAS Y TOMATES CHERRY

Elaboración

1. Trocea el pavo en tacos del mismo tamaño y monta las brochetas en sus palitos. Cocina las brochetas en una plancha o sartén con un poco de aceite de oliva. Añade sal y pimienta.

2. Prepara una ensalada sencilla con brotes verdes, rabanitos, tomates cherry y brotes de alfalfa.

3. *Aliño:* tritura todos los ingredientes de la salsa, que quede una textura densa.

4. Coloca las brochetas en un plato junto a la ensalada verde y sirve acompañada de la salsa de tomate y almendras.

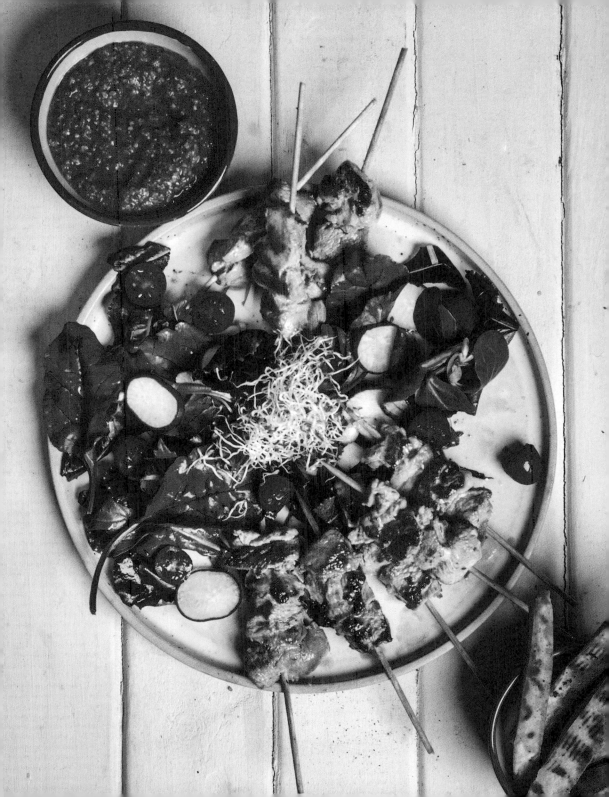

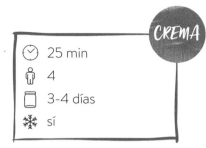

- 400 g de guisantes congelados
- 1 cebolla
- 1 puerro
- 1 patata mediana
- 1 litro de agua
- Un poco de sal
- Una pizca de pimienta molida
- Un chorrito de aceite de oliva virgen extra
- Por encima: cucharada de yogur o kéfir o crema agria, pipas de calabaza, semillas de sésamo, unas hojas de hierbabuena y unos guisantes

Nota:

Tener legumbres y verduras congeladas siempre es un buen recurso para hacer una crema de verduras muy rápidamente.

CREMA DE GUISANTES

Elaboración

1. Pica la cebolla y el puerro, y rehógalos en una olla con aceite de oliva virgen extra. Cuando empiecen a ablandarse, añade la patata pelada y troceada. Rehoga un par de minutos más.

2. Incorpora los guisantes congelados y cubre con agua. Cuando empiece a hervir, añade un poco de sal y de pimienta. Baja a fuego medio y deja que hierva suavemente durante 15 minutos. Pincha la patata para comprobar que está hecha (dependerá del tamaño al que la hayas cortado).

3. Antes de triturar, mide la cantidad de agua que tiene y quítale un poco si crees que puede quedar muy líquido. Reserva ese caldo por si luego quieres añadirle un poco hasta ajustar la textura que más te guste. Retira también unos guisantes enteros para decorar el plato al servirlo. Ahora sí, tritura y pasa la crema por un colador si la quieres más fina.

4. Para servir, decora cada bol de crema con 1 cucharada de yogur natural o de kéfir, unas pipas de calabaza, semillas de sésamo, unas hojas de hierbabuena frescas y unos guisantes que habrás reservado antes de triturar.

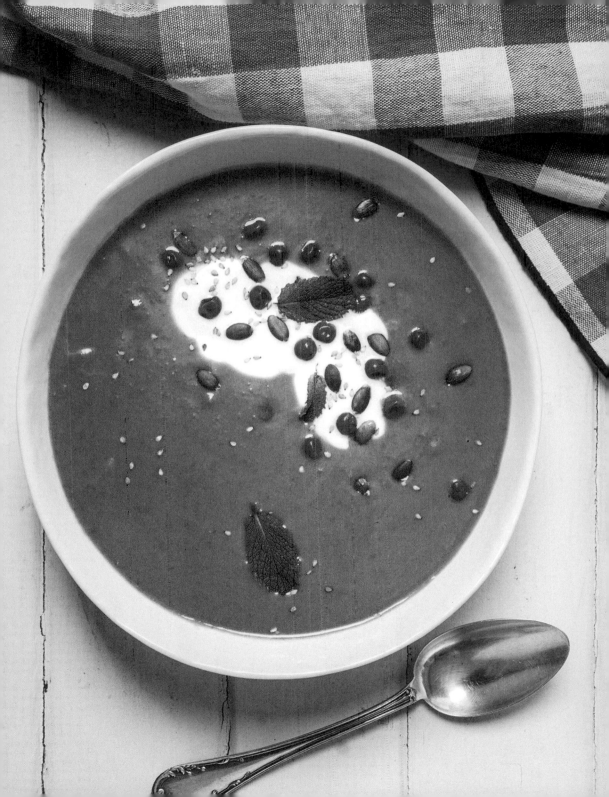

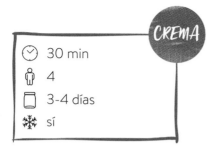

○ 30 min

👤 4

🥫 3-4 días

❄️ sí

CREMA

CREMA DE CHAMPIÑONES Y CALABACÍN

- 400 g de champiñones
- 500 g de calabacín
- 1 cebolla
- 1 puerro
- 600 ml de agua
- Un poco de aceite de oliva virgen extra
- Un poco de sal
- Cebollino
- Un poco de yogur, crème fraîche o queso fresco batido

Nota:

Si quieres una crema más espesa, reduce la cantidad de agua al cocinarla o retira un poco antes de triturarla.

Elaboración

1. Limpia y trocea los champiñones. Pela el calabacín y pártelo en trozos gruesos.

2. Pon un poco de aceite de oliva en una olla y sofríe la cebolla y el puerro picados. Cocina un par de minutos, hasta que empiecen a ablandarse. Añade los champiñones y el calabacín, y rehoga un par de minutos.

3. Cubre con el agua y un poco de sal. Cuando empiece a hervir, deja que se cocine a fuego medio durante 20 minutos.

4. Tritura y sirve con un poco de yogur, crème fraîche o queso fresco batido y cebollino picado.

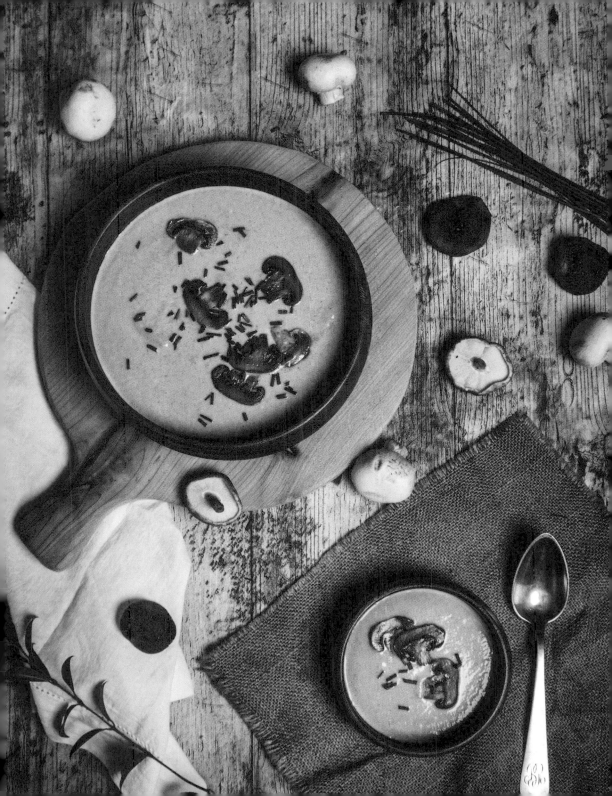

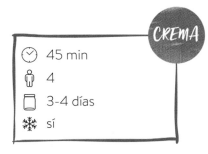

⏱ 45 min

👤 4

🗄 3-4 días

❄ sí

- 1 boniato grande
- 700 g de calabaza pelada
- 1 cebolla
- ½ litro de caldo de verduras o agua
- Semillas de sésamo
- Una pizca de sal y pimienta

Nota:

Las verduras asadas potencian el sabor de las cremas y purés, ¡son otro mundo!

PURÉ DE BONIATO Y CALABAZA ASADOS

Elaboración

1. Precalienta el horno a 200 °C con calor arriba y abajo.

2. Corta la cebolla por la mitad, retira las semillas de la calabaza y ponlas junto con el boniato en una bandeja. Introduce en el horno unos 30 minutos. Pincha con un cuchillo para comprobar que estén bien asados.

3. Saca del horno y espera a que se temple un poco para no quemarte. Retira la piel del boniato, la calabaza y la cebolla. Pon la carne en el vaso de la batidora. Añade un poco de sal, pimienta y un poco del caldo o agua. Tritura. Incorpora más líquido poco a poco, hasta que la textura quede a tu gusto. Sírvelo con unas semillas de sésamo por encima.

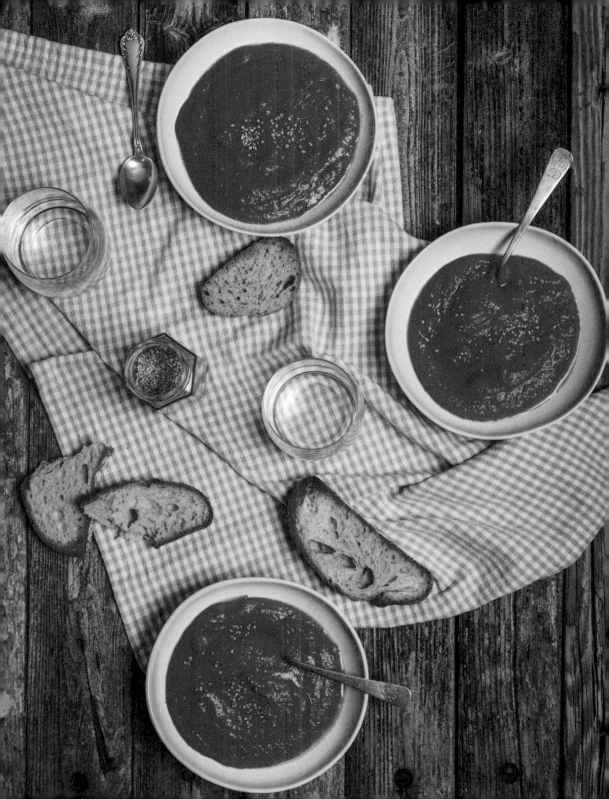

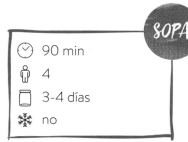

90 min

4

3-4 días

❄ no

- 1 cebolla
- 1 diente de ajo
- 1 rama de apio
- 1 zanahoria
- 50 g de judías verdes redondas
- 1 tomate (rallado)
- 1 calabacín pequeño
- 1 patata mediana
- 50 g de alubias blancas (100 g si ya están cocidas)
- 1 hoja de laurel
- 2 cucharadas de aceite de oliva virgen extra
- Un poco de sal
- 50 g de fideos (u otra pasta corta)
- Albahaca fresca
- Perejil fresco
- 1 ½ litros de caldo de verduras (o agua)

Notas:

Si usas alubias ya cocidas, calcula 100 g y añádelas a la vez que el caldo. Deja que cuezan con el resto de los ingredientes.

Si se queda corta de caldo, añade más; puede que te hayas dejado la olla destapada y se te haya evaporado demasiado líquido.

Agrega o suprime las verduras que te gusten más o menos. Lo más importante de esta sopa es cocinarla sin prisas.

SOPA MINESTRONE

Elaboración

1. Pon las alubias a remojo la noche anterior.

2. Prepara todos los ingredientes: pica la cebolla y el ajo bien finos. El resto de las verduras córtalas en cuadrados pequeños.

3. Pon una olla al fuego con 2 cucharadas de aceite de oliva. Rehoga la cebolla, el ajo y el apio durante unos minutos, hasta que empiecen a ablandarse.

4. Añade el resto de las verduras y rehoga 5 minutos más.

5. Incorpora las alubias, una hoja de laurel y el caldo de verduras (o el agua). Añade un poco de sal. Cuando empiece a hervir, baja el fuego, tapa la olla y deja que se cocine lentamente durante 1 hora.

6. Antes de servir, agrega la pasta que hayas elegido (en mi caso han sido fideos) y deja que se cocine durante 10 minutos más.

7. Sirve bien caliente y espolvorea por encima un poco de albahaca y perejil picado.

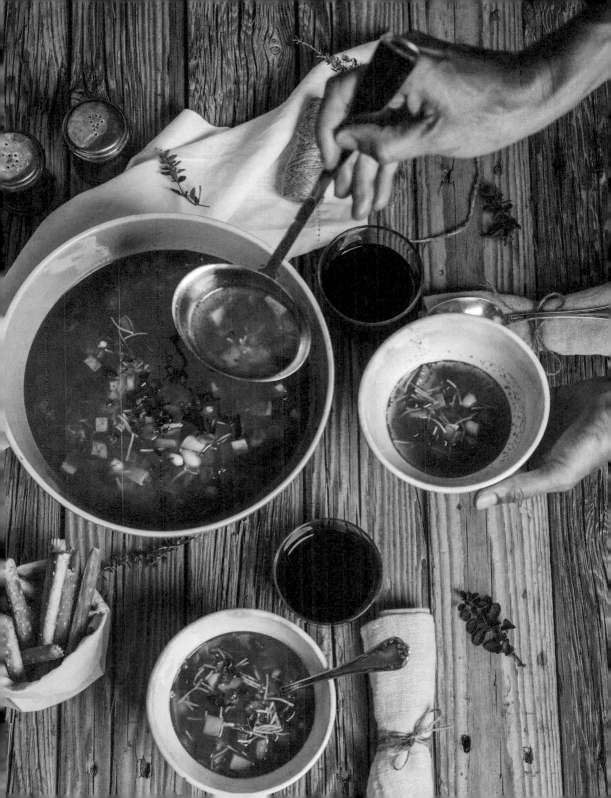

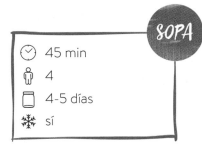

SOPA

⏱ 45 min

👤 4

🧊 4-5 días

❄️ sí

- 2 cebollas
- 2 ramas de apio
- 4 zanahorias
- 1 carcasa de pollo
- 2 muslos de pollo
- Agua (unos 2 litros)
- Una pizca de sal

Nota:

Añade unos fideos al caldo si te apetece.

SOPA DE POLLO CASERA

Elaboración

1. Coloca las verduras peladas y partidas por la mitad en una olla. Añade la carcasa de pollo y los muslos. Cubre con agua y, cuando empiece a hervir, baja a fuego medio y déjalo 20-30 minutos.

2. Cuela el caldo. Retira la carcasa de pollo y desmiga los muslos. Tritura la mitad de las verduras y añade este puré al caldo; le dará su color anaranjado. Pica la otra mitad de las verduras e incorpóralas al caldo junto con el pollo desmigado.

3. Agrega sal cuando vayas a comerlo.

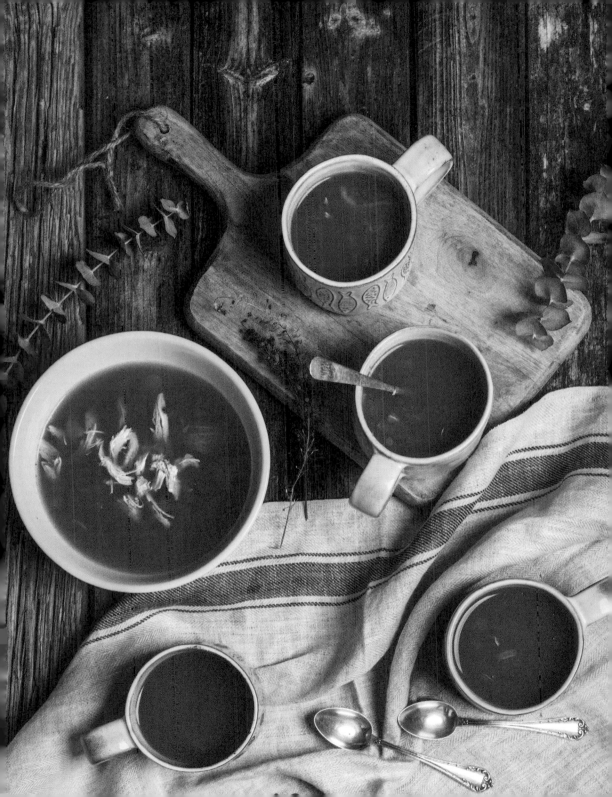

- 40 min
- 4
- 3 días
- sí

SOPA DE LENTEJAS ROJAS CON TOMATE, JENGIBRE Y LIMA

- 1 cebolla
- 2 dientes de ajo
- 1 puerro
- Un trozo de jengibre (de 1 cm de grosor)
- 4 tomates (rallados)
- 300 g de lentejas rojas
- Cilantro o albahaca
- 1,5-2 litros de agua
- Sal
- Un chorrito de zumo de lima
- Un chorrito de aceite de oliva virgen extra
- Una pizca de sal

Nota:

Añade más agua si al dejarla en la nevera se queda seca. ¡Esta sopa tiene un sabor exótico delicioso!

Elaboración

1. Pica la cebolla, los ajos, el puerro y el jengibre. Rehógalos en una olla con un poco de aceite de oliva virgen extra y una pizca de sal.

2. Añade los tomates rallados, dales un par de vueltas e incorpora las lentejas. Cubre con agua, agrega sal y deja que se cocine unos 20-25 minutos con la olla a medio tapar, hasta que las lentejas estén hechas.

3. Cuando retires la sopa del fuego, incorpora un chorrito de zumo de lima. Al servir añade por encima un poco de cilantro o albahaca frescos.

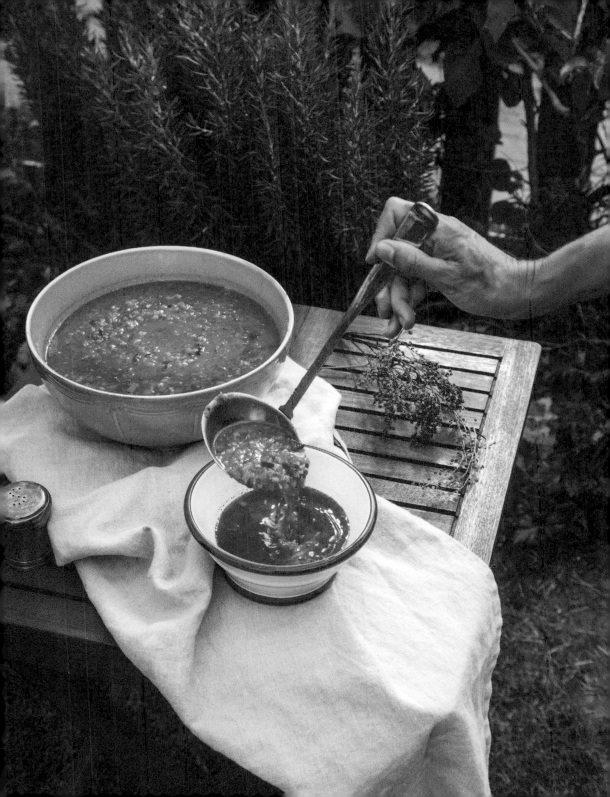

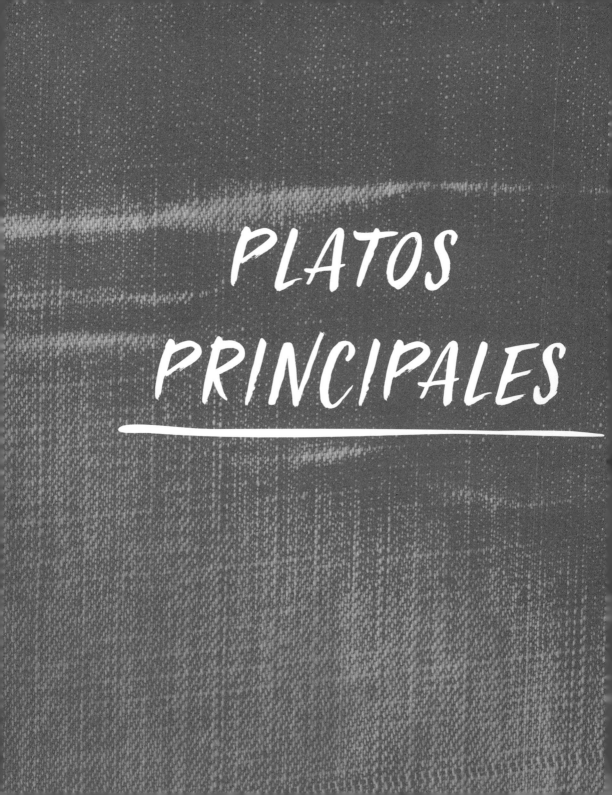

PLATOS
PRINCIPALES

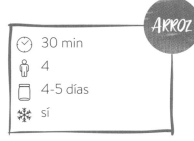
🕐 30 min

👤 4

🫙 4-5 días

❄️ sí

ARROZ CALDOSO DE VERDURAS

- 300 g de arroz
- 1 cebolla
- 1 diente de ajo
- 1 pimiento verde
- Un puñado de judías verdes
- 10 espárragos trigueros
- 150 g de corazones de alcachofa
- 100 g de guisantes congelados
- ½ coliflor
- 1 hoja de laurel
- 1,2 litros de agua, caldo de verduras o mezcla (4 veces el volumen del arroz)
- Un chorrito de aceite de oliva virgen extra
- Una pizca de sal

Nota:

Puedes guardar este arroz en la nevera; se conservará bien unos días, pero ya no será caldoso, sino un arroz con verduras.

Elaboración

1. Pica fino la cebolla, el ajo y el pimiento. Rehógalos en una olla con un poco de aceite de oliva virgen extra y sal. Añade las alcachofas congeladas, las judías verdes y los trigueros troceados. Pon el arroz y rehoga 2-3 minutos.

2. Añade ahora el agua o el caldo, los guisantes congelados, la coliflor en arbolitos y la hoja de laurel. Prueba de sal y rectifica si es necesario. Deja que se cocine unos 15-18 minutos, hasta que el arroz esté en su punto. Si ves que se evapora mucho el líquido, agrega más.

Sirve de inmediato, ¡el arroz caldoso no espera!

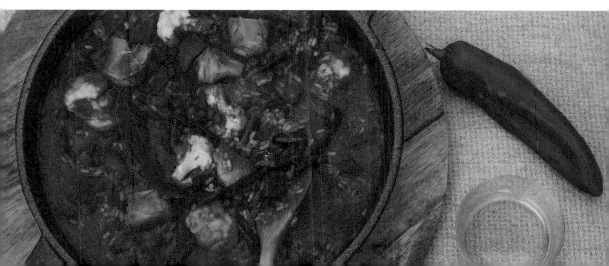

45 min

6

2 días

no

- 500 g de sémola de cuscús
- 1 cebolla
- 1 puerro
- 1 tomate maduro grande
- 250 g de garbanzos cocidos
- 2 zanahorias grandes
- 150 g de calabaza
- 1 calabacín grande
- 30 g de pasas
- 1 cucharadita de cúrcuma
- 1 hoja de laurel
- 1 pizca de pimienta negra molida
- 1,5-2 litros de agua
- Un chorrito de aceite de oliva virgen extra
- Una pizca de sal
- *Para la sémola:* 500 ml de agua

Nota:

¡Aprovecha también este caldo con verduras y especias para hacer una rica sopa!

CUSCÚS DE VERDURAS

Elaboración

1. En una olla, pon un chorrito de aceite de oliva y saltea la cebolla y el puerro picados. Añade el tomate pelado y troceado.

2. Agrega ahora los garbanzos, las pasas, las zanahorias, el calabacín y la calabaza cortados en trozos no muy pequeños (para que no se deshagan). Cubre con agua, más o menos 1,5-2 litros. Incorpora un poco de sal, una cucharadita de cúrcuma, una pizca de pimienta negra y una hoja de laurel. Deja que hierva a fuego medio unos 15 minutos (hasta que las verduras estén tiernas). Debe quedar muy caldoso; si ves que se queda corto de agua, añade más.

3. *Para hacer la sémola:* hierve 500 ml de agua en un cazo con sal y un chorrito de aceite. Viértela sobre la sémola, tapa y deja que repose 5 minutos. Pasado ese tiempo, ponle una cucharadita de aceite de oliva y remueve el cuscús con un tenedor, para que quede suelto.

4. Sirve el cuscús con las verduras por encima y pon un bol con caldo aparte para que cada uno lo riegue a su gusto.

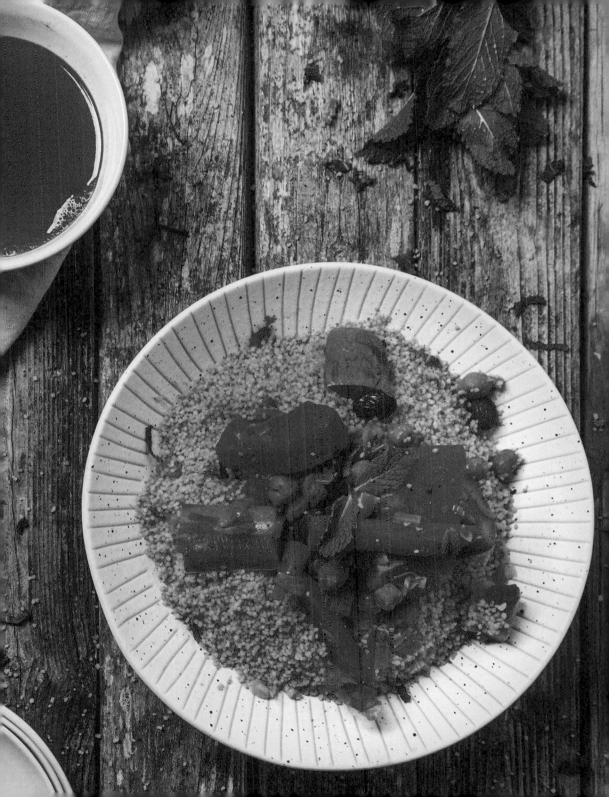

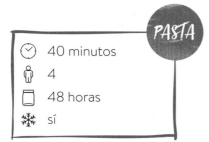

- 40 minutos
- 4
- 48 horas
- sí

FIDEUÁ CON MEJILLONES Y ALIOLI

- 400 g de fideos de fideuá
- 1 cebolleta grande
- 4 dientes de ajo
- 1 pimiento verde
- 4 tomates (rallados)
- 500 g de mejillones
- 1 cucharadita de pimentón dulce
- ½ vaso de vino blanco
- 500-700 ml de fumet de pescado o agua
- Una pizca de sal
- Un chorrito de aceite de oliva virgen extra
- *Alioli:* 200 ml de aceite de oliva virgen extra + 1 huevo + 1 diente de ajo + un chorrito de zumo de limón + una pizca de sal

Elaboración

1. Abre los mejillones poniéndolos en una cazuela con ½ vaso de vino blanco. Cuando se abran, retíralos. Cuela el caldo y resérvalo para después.

2. Pica la cebolleta, el pimiento y los dientes de ajo. Rehógalos en una cazuela con un poco de aceite de oliva. Añade los tomates rallados y el pimentón. Cocina un par de minutos e incorpora los fideos y el caldo reservado de los mejillones. Completa con fumet o agua, rectifica de sal y deja que cueza hasta que se hagan los fideos de la fideuá.

3. Separa los mejillones de sus conchas (reserva unos pocos para decorar), agrega los mejillones a la fideuá cuando le queden unos 5 minutos para estar lista.

4. *Alioli:* tritura los ingredientes con delicadeza, pegando la batidora a la base del vaso y levantando cuando ya esté emulsionado.

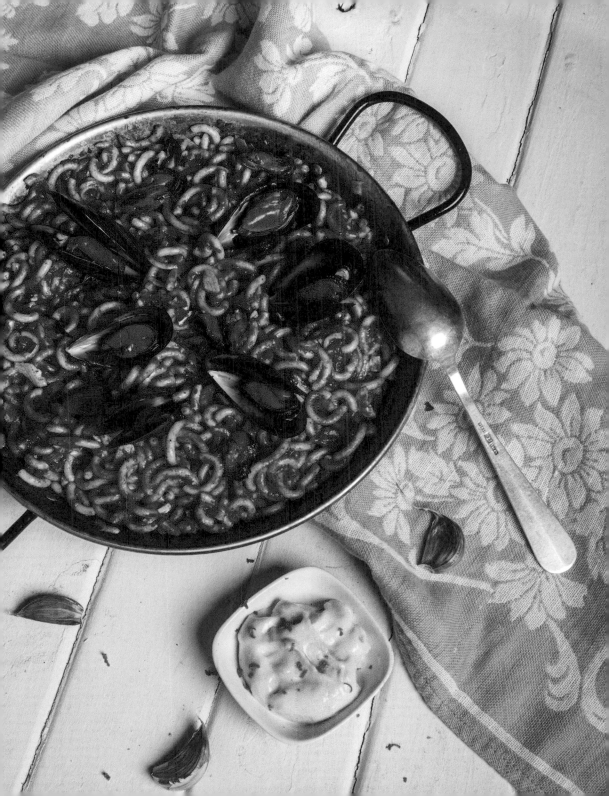

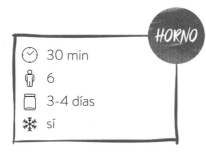

- ⏱ 30 min
- 👤 6
- 🗄 3-4 días
- ❄ sí

- 500 g de coditos
- Agua abundante para hervir
- 1 cebolla
- 1 puerro
- 500 g de calabaza pelada
- 300 ml de leche (vaca, avena o soja)
- Un poco de nuez moscada rallada
- Un poco de aceite de oliva virgen extra
- Un poco de sal
- 250 g de atún en conserva al natural o fresco
- Queso grana padano o mozzarella para gratinar

Notas:

Utiliza esta salsa de calabaza en otros platos.

Aprovecha para hacer gran cantidad y congelarla.

CODITOS CON SALSA DE CALABAZA Y ATÚN AL HORNO

Elaboración

1. Cuece los coditos en abundante agua, cuela y reserva.

2. *Salsa de calabaza:* pica la cebolla y el puerro, y rehógalos con un poco de aceite de oliva. Añade la calabaza troceada y deja que se cocine unos 5 minutos. Incorpora la leche, sal y nuez moscada, y cocina 10 minutos más. Tritura la salsa.

3. Mezcla en una fuente apta para horno los coditos con el atún desmigado y la salsa de calabaza. Pon el queso rallado por encima y gratina en el horno unos minutos.

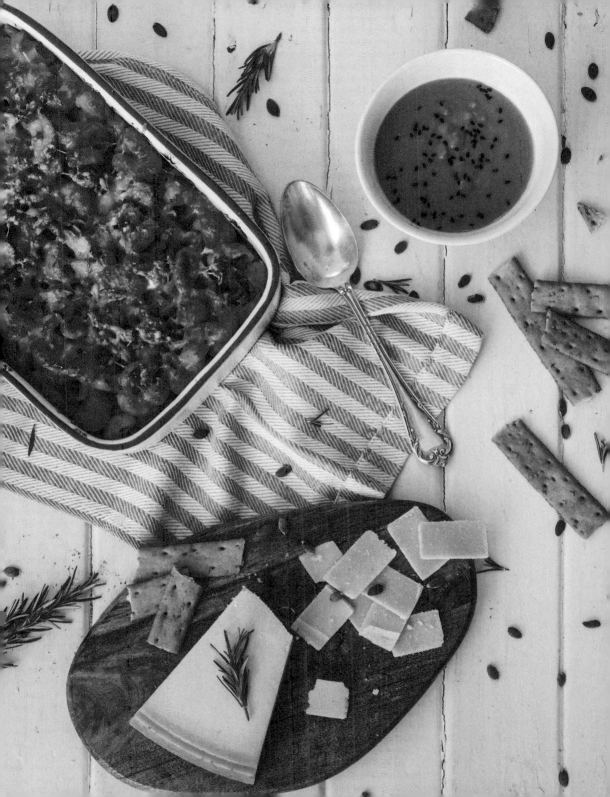

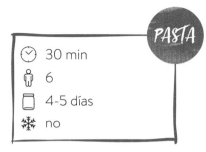

- ⏲ 30 min
- 👤 6
- 🥫 4-5 días
- ❄ no

- 500 g de espaguetis
- Agua abundante para hervir
- 1 cebolla
- 3 dientes de ajo
- 2 zanahorias
- 500 g de pechuga de pollo entera
- 1 cucharada de orégano
- 1 cucharada de albahaca
- Un poco de aceite de oliva virgen extra
- 300 g de salsa de tomate casera (o más cantidad a tu gusto)

Notas:

Esta boloñesa te sirve para rellenar canelones de pasta o de calabacín o berenjena, para hacer lasaña o para comerla como plato.

Aprovecha para hacer gran cantidad y congelarla.

ESPAGUETIS CON BOLOÑESA DE POLLO Y VERDURAS

Elaboración

1. Cuece los espaguetis en abundante agua hirviendo, cuela y reserva.

2. *Boloñesa de pollo:* tritura las pechugas de pollo con un robot de cocina. Pica muy finos la cebolla, los ajos y las zanahorias. Rehógalos en una sartén con un poco de aceite de oliva. Añade la carne de pollo triturada y cocínala. Ve desmigando el pollo con la ayuda de una cuchara de madera, pues al picar la pechuga en casa tiende a juntarse. Ponle el orégano y la albahaca, y, por último, la salsa de tomate.

3. Mezcla los espaguetis con la boloñesa de pollo casera.

80

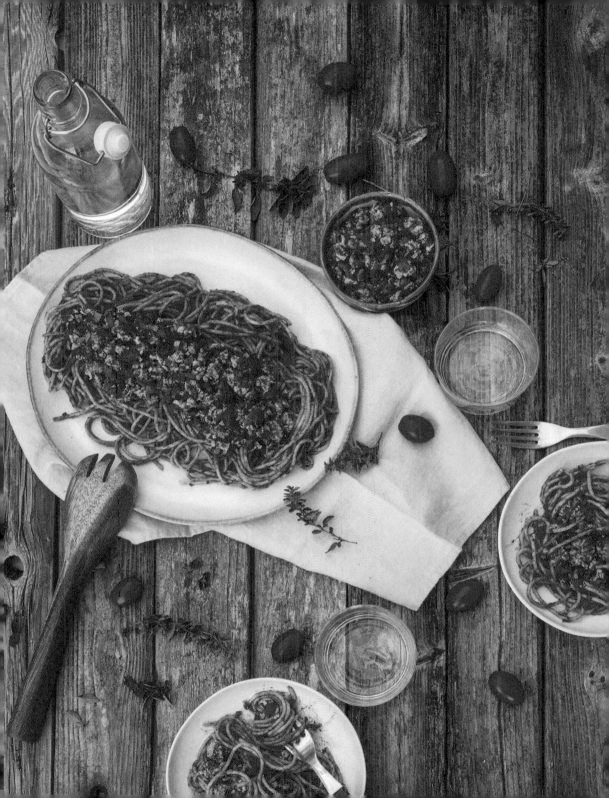

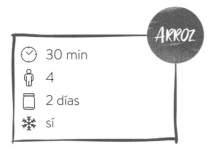

ARROZ

⏱ 30 min

👤 4

🥫 2 días

❄ sí

- 150 g de almejas
- 300 g de arroz
- 20 g de tinta de calamar (2 cucharadas o 5 sobres de tinta)
- 350 g de sepia
- 2 dientes de ajo
- 1 pimiento verde
- 1 pimiento rojo
- 2 tomates (rallados)
- Un chorrito de aceite de oliva virgen extra
- Un poco de sal
- 700 ml de agua o fumet
- *Alioli:* 200 ml de aceite de oliva virgen extra + 1 huevo + 1 diente de ajo + un chorrito de zumo de limón + una pizca de sal

ARROZ NEGRO CON CALAMARES, ALMEJAS Y ALIOLI

Elaboración

1. Abre las almejas al fuego con un chorrito de agua y reserva.

2. Trocea la sepia y dórala en una olla con un poco de aceite de oliva, retira y reserva.

3. Pica los ajos y los pimientos. Rehógalos en la misma olla de la sepia. Añade los tomates rallados o triturados, y cocina hasta que se reduzca el líquido.

4. Agrega el arroz a la olla y rehógalo un par de minutos.

5. Disuelve la tinta en un vaso con un poco de agua o fumet, e incorpóralo a la olla.

6. Añade la sepia y el resto de líquido con sal. Deja que se cocine durante unos 15-17 minutos a fuego medio y sin remover el arroz.

7. Cuando falten 5 minutos, introduce las almejas en el arroz.

8. *Alioli:* tritura los ingredientes con delicadeza, pegando la batidora a la base del vaso y levantando cuando ya esté emulsionado.

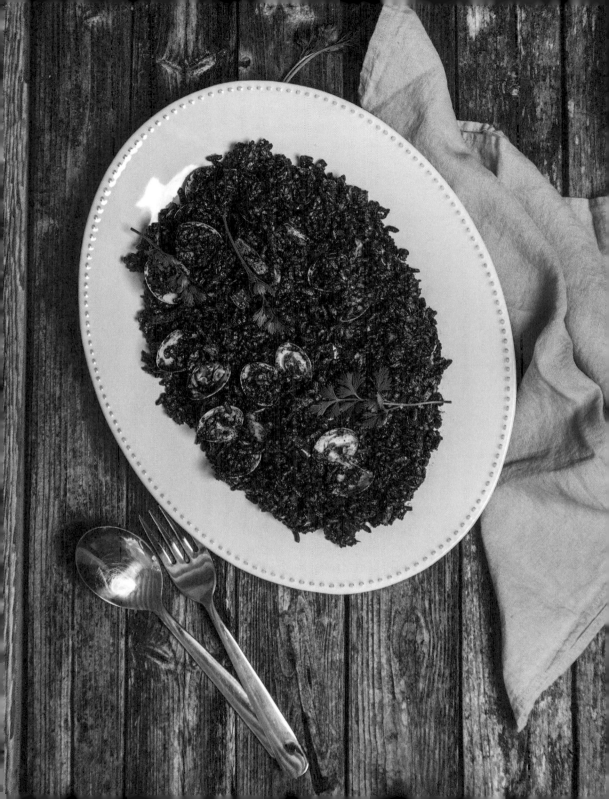

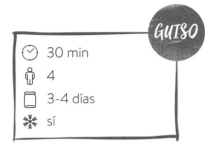

- ⏱ 30 min
- 👤 4
- 🥡 3-4 días
- ❄ sí

- 3 berenjenas (600 g)
- 1 cebolla
- 1 diente de ajo
- 1 cucharadita de orégano
- ½ cucharadita de albahaca
- Una pizca de sal
- 150 g de harina de avena (se hace triturando la avena)
- Un poco de harina de espelta integral, para rebozar (puede ser otra)
- Un poco de aceite de oliva virgen extra
- *Salsa:* 250 g de salsa de tomate + 100 g de pimientos rojos asados

Nota:

La masa es blanda y puede que te cueste un poco darles forma a las albóndigas; hazlo con cuidado, al dorarlas en la sartén cogerán más consistencia.

ALBÓNDIGAS DE BERENJENA CON SALSA DE TOMATE Y PIMIENTO

Elaboración

1. Trocea las berenjenas y tritúralas en crudo en un robot de cocina hasta hacerlas puré.

2. Pica muy finos la cebolla y el ajo, y rehógalos en una sartén con un poco de aceite. Añade las berenjenas trituradas, el orégano y la albahaca. Deja que se poche todo unos minutos, hasta que se evapore bastante el líquido. Retira del fuego y deja que se temple.

3. Mezcla las berenjenas con la harina de avena y dale forma de albóndigas con cuidado. La masa estará blanda; cuando las dores en la sartén, quedarán mejor.

4. Reboza las albóndigas en la harina elegida y dóralas en una sartén con poco aceite. Pásalas por papel absorbente.

5. Tritura la salsa de tomate con los pimientos rojos y coloca las albóndigas en ella.

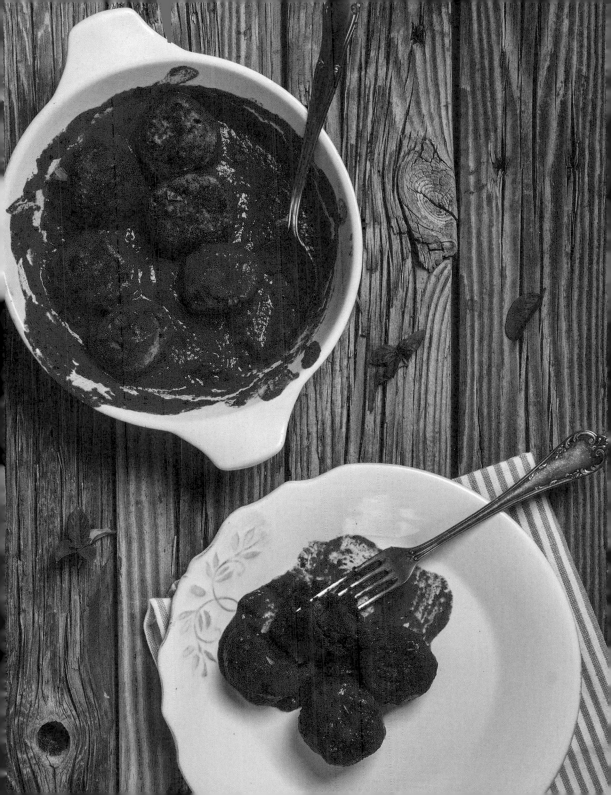

ESTOFADO DE PAVO CON SETAS

- 25 min
- 4
- 5-6 días
- ❄ sí

- 500 g de pavo troceado
- 1 cebolla
- 2 dientes de ajo
- 3 zanahorias
- 200 g de setas
- 150 g de champiñones
- ½ vaso de oporto (u otro vino)
- Una pizca de sal y pimienta
- Un chorrito de aceite de oliva virgen extra
- Un poco de romero fresco (o seco)
- ½ litro de agua (aprox.)

Nota:

Los guisos siempre están más ricos preparados de un día para otro; la salsa espesará y ganará en sabor.

Si quieres engordar la salsa, aplasta unos trozos de patata.

Elaboración

1. Pica la cebolla y el ajo, y sofríelos en una cazuela a fuego alto con un poco de aceite de oliva. Pela las zanahorias, pártelas e incorpóralas a la cazuela. Trocea las setas y los champiñones y añádelos también.

2. Añade el pavo y cocina durante un par de minutos, sin parar de remover hasta que la carne cambie de color.

3. Agrega el vino que hayas elegido y deja que hierva hasta que se consuma casi del todo, para que se evapore el alcohol. Salpimienta e incorpora el agua.

4. Cuando empiece a hervir, ponle una ramita de romero fresco y deja que se cocine a fuego medio durante 20 minutos.

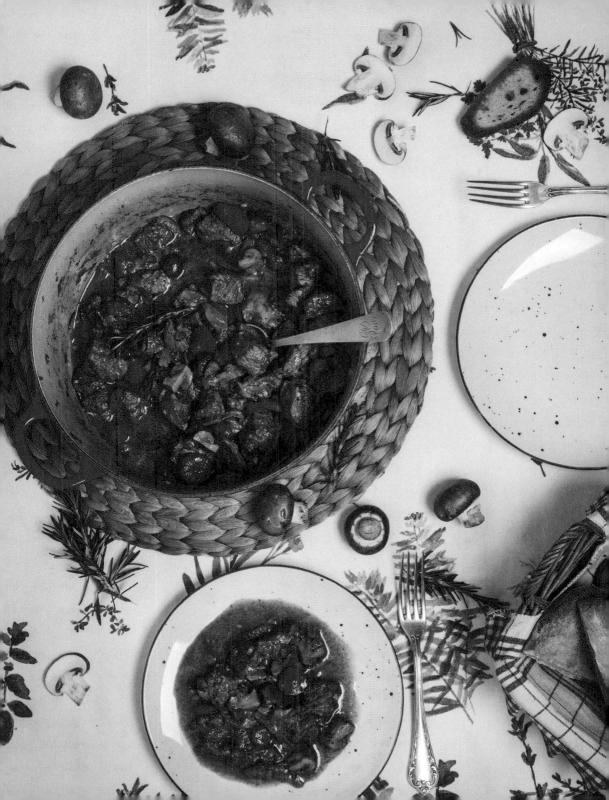

⏱ 25 min

👤 4

🔲 2-3 días

❄ no

GUISO VEGGIE DE CALABAZA ESPECIADO

- 500 g de calabaza
- 1 cebolla
- 1 puerro
- 3 dientes de ajo
- 2 zanahorias
- 1 calabacín
- 1 cucharadita de cúrcuma
- 1 cucharadita de pimentón dulce
- 1 cucharadita de comino molido
- ½ cucharadita de pimienta negra molida
- Un poco de sal
- 2 cucharadas de aceite de oliva virgen extra
- Agua
- Un poco de cilantro fresco

Notas:

Si te queda demasiado caldoso, sube el fuego y dale un rato de hervor fuerte para que se evapore el agua.

Añade unos garbanzos y un poco de arroz si quieres hacer un plato más completo y único.

Elaboración

1. Pica muy finos la cebolla, el puerro y los ajos, y rehógalos en una cazuela con un poco de aceite de oliva. Añade un poco de sal, para que ayude a que sude la cebolla y se haga antes. Déjalo a fuego medio hasta que esté bien pochado.

2. Agrega las zanahorias peladas y cortadas en rodajas, el calabacín en cuadraditos y la calabaza sin piel y en trozos medianos.

3. Incorpora todas las especias: cúrcuma, pimentón, comino y pimienta. Dale un par de vueltas para que todo se impregne y cubre con agua (justo hasta que llegue a cubrir, pero sin que sobrepase casi nada).

4. Deja que hierva durante unos 15 minutos, hasta que la calabaza esté tierna.

5. Comprueba el punto de sal y, al final, espolvorea un poco de cilantro fresco por encima.

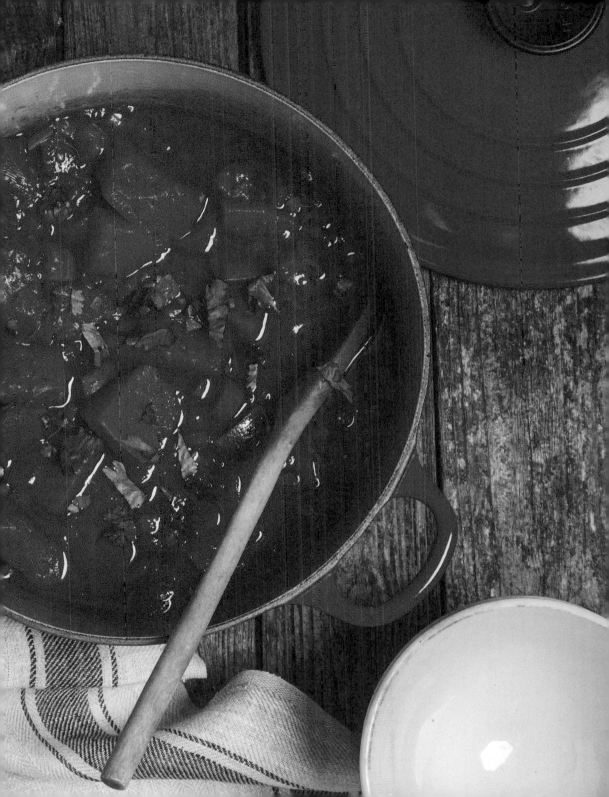

⏱ 25 min

🧍 4

🗄 4-5 días

❄ sí (las patatas no)

SOLOMILLO DE PAVO CON ROMERO Y TOMILLO + PATATAS Y ZANAHORIAS

- 1 solomillo de pavo (600 g)
- Sal y pimienta
- Romero y tomillo (fresco o seco)
- 8 patatas pequeñas, para asar
- 6 zanahorias
- ½ vaso de vino blanco
- ½ vaso de agua
- Un chorrito de aceite de oliva virgen extra

Elaboración

Notas:

No hagas mucho la carne en el horno para que no se te quede seca.

Las patatas no se pueden congelar, porque al descongelarse tienen una textura arenosa.

1. Salpimienta el solomillo, ponle un chorrito de aceite de oliva virgen extra y añade una buena cantidad de romero y tomillo. Ponlo en una fuente apta para horno.

2. Pela las zanahorias y ábrelas por la mitad a lo largo. Parte las patatas por la mitad. Ponlas en la fuente del solomillo, agrega un poco de sal, pimienta y aceite sobre las patatas y las zanahorias. Rocíalo todo con el vino y el agua.

3. Introdúcelo en el horno previamente calentado a 220 °C, con calor arriba y abajo, unos 15 minutos. Pasado el tiempo, comprueba si está hecho el solomillo y retira. Si las patatas necesitan más horno, déjalas un rato más.

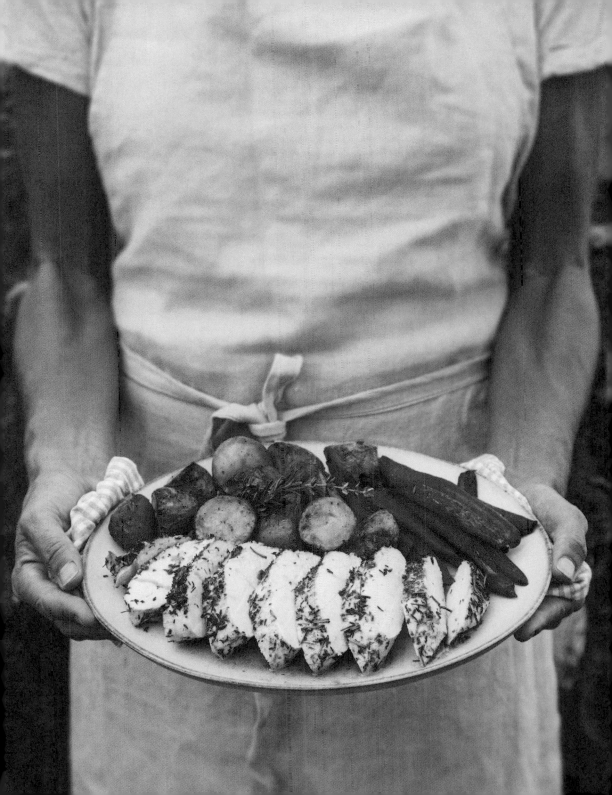

⏱ 45 min

👤 4

🗄 4-5 días

❄ sí

POLLO CON VERDURAS

- 4 muslos de pollo
- 1 cebolla morada
- 5 dientes de ajo
- 4 tomates
- 1 pimiento rojo
- 1 pimiento amarillo
- 4 cucharadas de vinagre de Jerez
- Un chorrito de aceite de oliva virgen extra
- Una pizca de sal y pimienta

Nota:

Escoge una fuente en la que el pollo y la verdura queden bien apretados. Al cocinarse disminuirán mucho su tamaño y así quedarán bien jugosos.

Elaboración

1. Corta la cebolla en rodajas, aplasta los dientes de ajo con un golpe seco, trocea el tomate y los pimientos. Colócalo todo en una fuente para horno. Añade el pollo y salpimienta la fuente. Incorpora un chorrito de aceite y el vinagre.

2. Introduce la bandeja en el horno previamente calentado a 220 °C, durante unos 35-40 minutos.

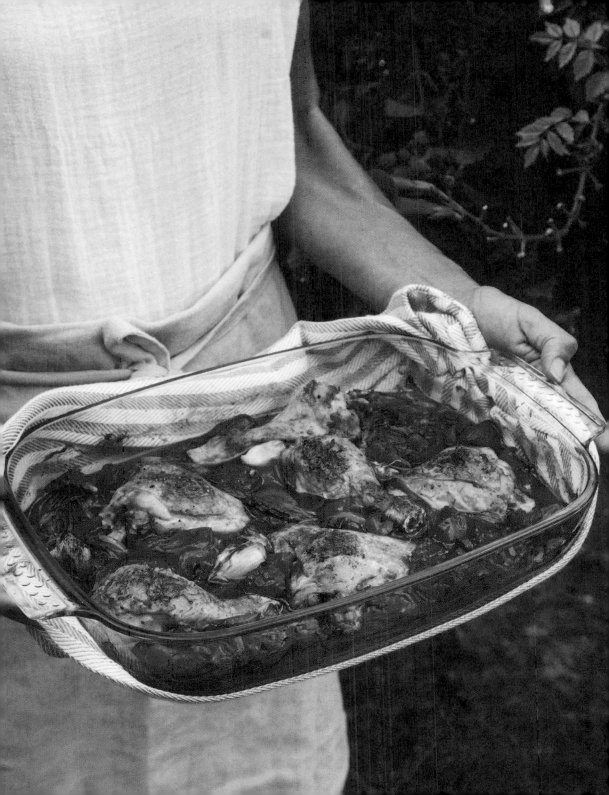

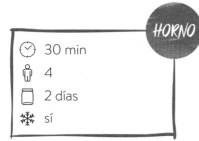

HORNO

- ⏱ 30 min
- 👤 4
- 🗄 2 días
- ❄️ sí

- 375 g de bacalao
- 100 g de salmón
- 1 cebolla
- 1 puerro
- 1 rama de apio
- 5 patatas
- Agua abundante para hervir
- 1 cucharada de mostaza de Dijon
- ½ vaso de leche (o un poco más)
- Una pizca de sal y pimienta
- Un chorrito de aceite de oliva virgen extra
- Un poco de queso grana padano, mozzarella (u otro), para gratinar

Notas:

Si quieres el puré más suave, añade más leche.

Puedes hacerlo con el pescado que más te guste.

PASTEL DE PESCADO CON PURÉ DE PATATA Y MOSTAZA

Elaboración

1. Pela las patatas y pártelas en trozos de unos 2 cm. Hiérvelas en abundante agua con sal unos minutos, hasta que estén blandas. Escurre y reserva.

2. Pica muy finos la cebolla, el puerro y el apio, y rehógalos en una sartén con un poco de aceite de oliva virgen extra. Añade los pescados sin piel y sin espinas, y desmígalos mientras se cocinan, con la ayuda de una cuchara de madera. Salpimienta.

3. Aplasta las patatas con la ayuda de un tenedor, agrega la sal, la leche y la mostaza. Haz un puré grueso y tosco con ellas, y deja algún trozo de patata para que quede más rústico.

4. Coloca la mezcla con el pescado en una fuente apta para horno y cubre con el puré de patata y mostaza. Ponle el queso rallado por encima y gratina en el horno antes de servir.

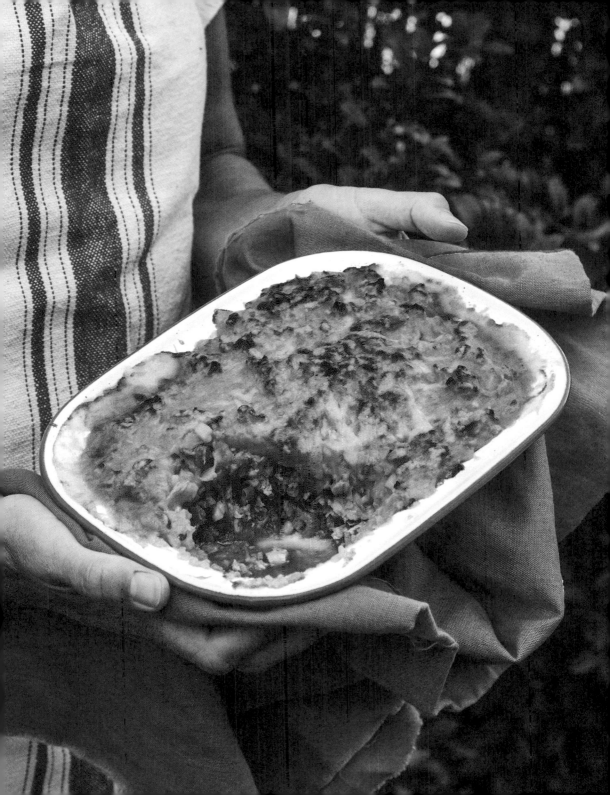

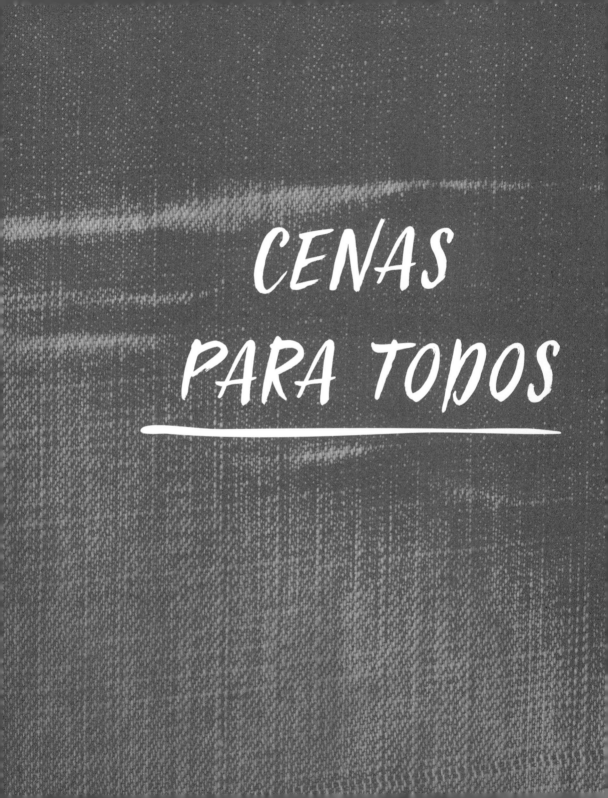

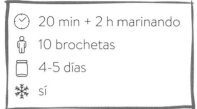

- 20 min + 2 h marinando
- 10 brochetas
- 4-5 días
- sí

BROCHETAS DE PAVO MARINADAS CON VERDURAS

- 600 g de pechugas de pollo (2 pechugas)
- *Marinado:* un chorrito de aceite de oliva virgen extra, un poco de sal y pimienta, 1 cucharadita de orégano, 1 cucharadita de albahaca, el zumo de ½ limón y de ½ naranja, 1 cucharadita de ajo en polvo, la ralladura de 1 naranja y de 1 limón.
- Cebolla morada
- Calabacín
- Tomates cherry
- Un poco de aceite de oliva virgen extra

Notas:

Si vas a usar palitos de madera, ponlos en remojo en agua fría mínimo 30 minutos antes de cocinarlas, para que no se quemen. Si las congelas, mejor en crudo.

Elaboración:

1. Trocea las pechugas en tacos medianos procurando que sean todos del mismo tamaño. Ponlos en una bolsa o táper y añade todos los ingredientes del marinado. Imprégnalo todo bien, cierra e introduce en la nevera un par de horas. Puedes dejarlo toda la noche.

2. Monta las brochetas intercalando los tomates cherry, el pollo marinado, el calabacín cortado en media luna y la cebolla morada. Cocínalas en una plancha con un poco de aceite de oliva.

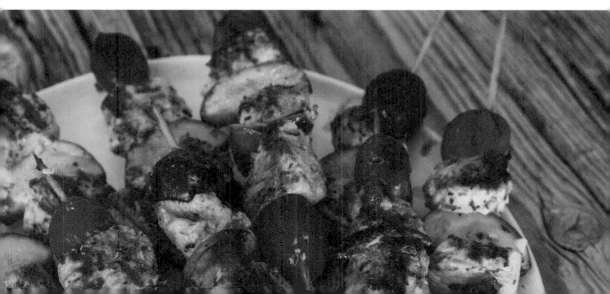

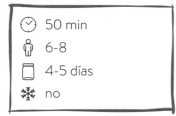

- 🕐 50 min
- 👤 6-8
- 🗄 4-5 días
- ❄ no

- 2 berenjenas grandes
- 500 g de salsa de tomate casera
- 300 g de mozzarella
- Hojas de albahaca fresca grandes
- Un poco de aceite de oliva virgen extra
- 1 cucharada de orégano
- Una pizca de sal y pimienta
- Queso parmesano o grana padano, para gratinar

BERENJENAS A LA PARMIGIANA

Elaboración

1. Precalienta el horno a 200 °C. Corta las berenjenas en rodajas de 1 cm de grosor, colócalas en una fuente de horno sobre papel vegetal, ponles un poco de sal, pimienta y un chorrito de aceite de oliva virgen extra. Hornea unos 8-10 minutos. Repite si tienes que hacerlas en varias tandas.

2. Mezcla la salsa de tomate con 1 cucharada de orégano y pon una capa en la base de una fuente apta para horno. Cubre la base con una capa de rodajas de berenjena. Reparte encima unos trozos de queso mozzarella y unas hojas de albahaca. Vuelve a poner salsa de tomate, rodajas de berenjena, queso mozzarella y unas hojas de albahaca. Ve haciendo capas hasta terminar con una de berenjenas.

3. Pon el queso por encima de las berenjenas y gratina en el horno unos 20 minutos.

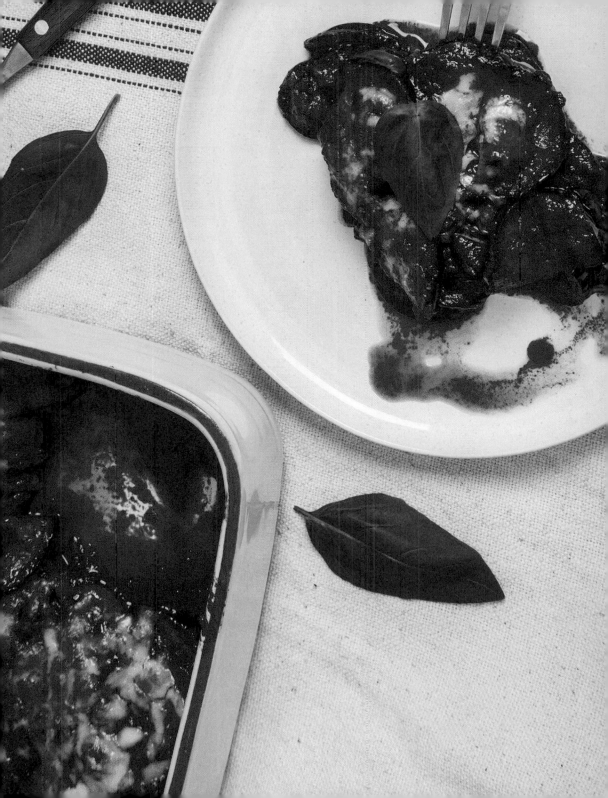

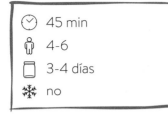

⏱ 45 min

👤 4-6

🥫 3-4 días

❄ no

- 2 berenjenas
- 1 cebolla
- 2 pimientos verdes
- 1 calabacín grande
- 2 tomates (rallados)
- 2 cucharadas de salsa de tomate
- 250 g de atún natural (3 latas)
- 300 g de salsa de tomate
- Hojas de orégano fresco (o seco)
- Una pizca de sal
- Un chorrito de aceite de oliva virgen extra
- Unas hojas de albahaca fresca

Nota:

Como vas a utilizar el pisto para rellenar los canelones, conviene que trocees todos los ingredientes muy finitos para facilitar luego el rellenado.

CANELONES DE BERENJENA RELLENOS DE PISTO Y ATÚN

Elaboración

1. *Pisto:* pica muy finos la cebolla y los pimientos, y rehógalos en una cazuela con un poco de aceite de oliva y un poco de sal. Cuando se ablanden, añade los tomates rallados y las 2 cucharadas de salsa de tomate. Cocina unos minutos para que se evapore el líquido. Agrega ahora el calabacín troceado en cuadraditos muy pequeños y deja que se haga a fuego medio. Cuando esté hecho, mézclalo con el atún. Reserva.

2. *Berenjenas:* necesitarás una mandolina para hacer tiras con ellas o ser muy preciso con el cuchillo para hacer láminas finas y enteras. Pásalas por la plancha o por una sartén.

3. Extiende cada lámina de berenjena y coloca una cucharada del pisto con atún en el extremo más ancho. Enrolla formando canelones. Pon la salsa de tomate en una fuente y ve colocando los canelones sobre ella. Para servir espolvorea un poco de orégano seco por encima o unas hojas de albahaca u orégano frescos.

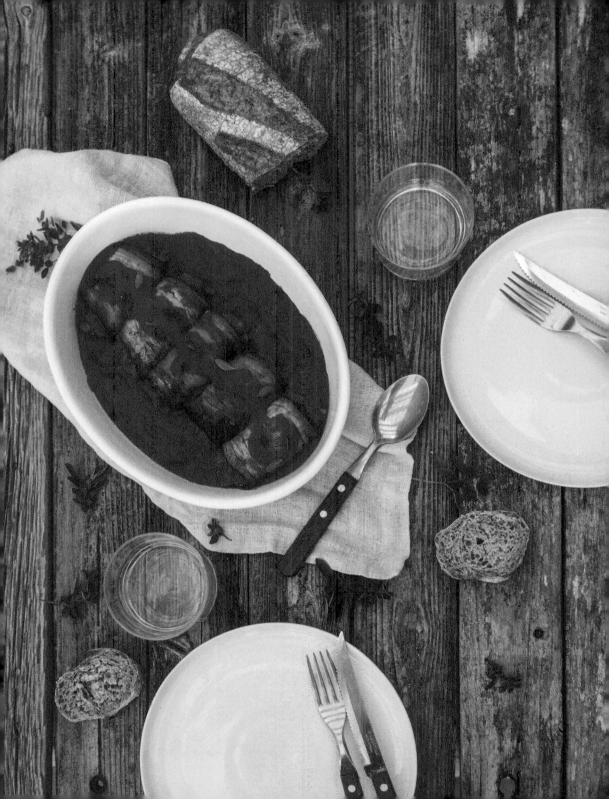

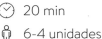

- ⏱ 20 min
- 👤 6-4 unidades
- 🗓 2 días
- ❄ sí

HAMBURGUESAS DE SALMÓN Y MERLUZA

- 200 g de salmón
- 200 g de merluza
- 1 huevo
- 1 o 2 cucharadas de harina de avena (se hace triturando la avena)
- 1 cucharadita de mostaza de Dijon
- Una pizca de sal y pimienta
- Unas gotas de aceite de oliva virgen extra
- *Salsa:* queso fresco batido 0 % + cebollino picado + sal y pimienta

Nota:

Te costará un poco darles forma porque la mezcla estará muy blanda; no pasa nada, al cocinarlas te quedarán perfectas. Para ayudarte, coge una cucharada de masa y ve dándole forma de hamburguesa.

Elaboración

1. Limpia bien los pescados de piel y espinas. Tritúralos con la batidora. Mezcla con el huevo y la mostaza, un poco de sal y pimienta, y ve añadiendo harina de avena hasta conseguir la textura adecuada.

2. Dales forma a las hamburguesas y hazlas en la sartén con un poco de aceite de oliva.

3. *Salsa:* mezcla a tu gusto queso fresco batido con cebollino picado, sal y pimienta.

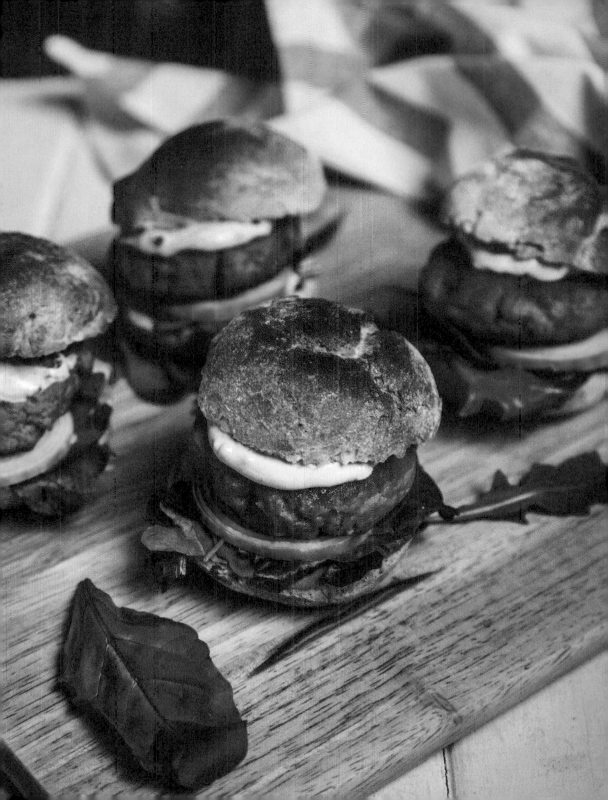

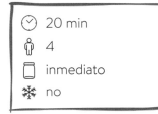

- 20 min
- 4
- inmediato
- no

- 1 coliflor
- 2 dientes de ajo
- *Opcional para dar sabor:* un poco de romero y tomillo, u orégano y albahaca
- Una pizca de sal y pimienta
- Un chorrito de aceite de oliva virgen extra
- 4 huevos
- Salsa de tomate, para servir

Notas:

Al hacer el huevo a la plancha, el fuego debe estar suave para no quemar la base del huevo, y tapado, para que se haga por la superficie.

Prueba a hacer este arroz de coliflor como plato principal con verduras, setas, pollo, pescado...

FALSO ARROZ DE COLIFLOR CON HUEVO A LA PLANCHA

Elaboración

1. Tritura la coliflor con un robot de cocina o a mano con un rallador; deben quedar granitos un poco más pequeños que los granos de arroz.

2. Pica los ajos y dóralos en una sartén con un poco de aceite. Añade la coliflor rallada, un poco de sal y pimienta, y las hierbas que elijas, si se las vas a poner. Rehoga unos minutos hasta que la coliflor esté en el punto que más te guste.

3. Para hacer los huevos a la plancha, pon una sartén con un par de gotas de aceite al fuego. Cuando esté caliente, casca el huevo, baja a fuego medio-suave y ponle una tapa encima. El huevo se cuajará con el calor que mantiene dentro.

4. Sirve el falso arroz de coliflor con el huevo a la plancha y salsa de tomate.

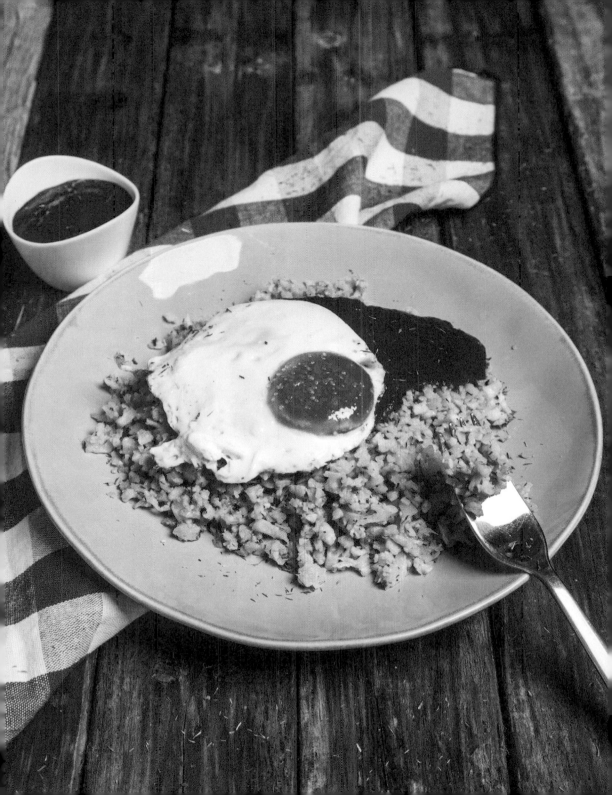

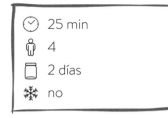

- 1 cebolleta grande
- 1½ calabacines
- ½ coliflor
- Agua para hervir
- 5-6 huevos
- Una pizca de sal y pimienta
- 2 cucharadas de aceite de oliva virgen extra

Nota:

Esta tortilla se hace con muy poco aceite. Si ves que queda seco, un truco es poner un poco de agua y seguir cocinando.

TORTILLA DE CALABACÍN Y COLIFLOR

Elaboración

1. Separa la coliflor en arbolitos y cuécela en agua hirviendo durante 10-15 minutos. Escurre y reserva.

2. Pica la cebolleta y rehoga en una sartén con un poco de aceite. Añade el calabacín cortado en dados más bien pequeños y cocina unos minutos. Cuando esté casi hecho, agrega la coliflor y deshazla con la ayuda de una cuchara de madera. Pon sal y pimienta al gusto, y cocina unos minutos.

3. Bate los huevos hasta que queden bien espumosos. Agrega la mezcla de coliflor y calabacín, mezcla bien y prueba el punto de sal.

4. Cuaja la tortilla en la sartén y déjala a tu gusto de jugosidad.

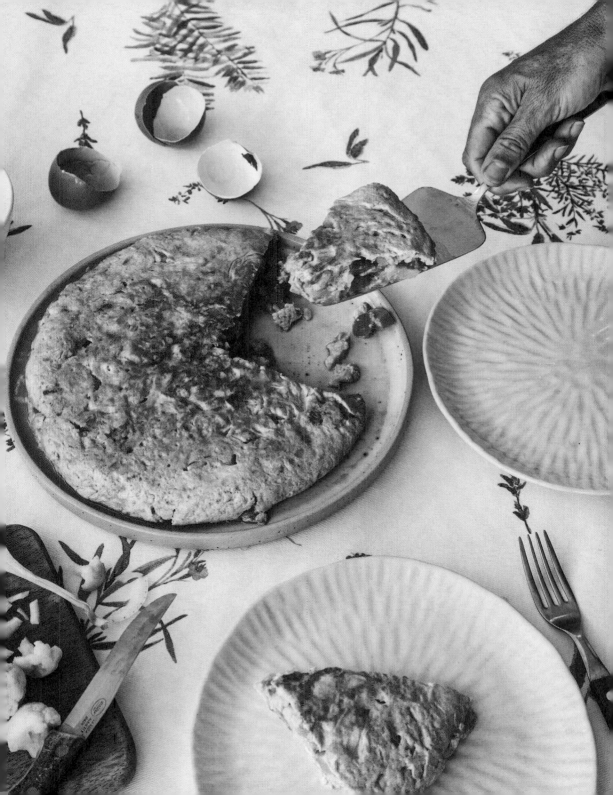

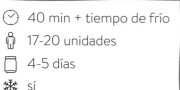

- 40 min + tiempo de frío
- 17-20 unidades
- 4-5 días
- sí

CROQUETAS DE PATATA, BONIATO Y QUESO

- 450 g de patata
- 200 g de boniato
- Una pizca de sal y pimienta
- Un poco de aceite de oliva virgen extra
- 40 g de queso cheddar y mozzarella, mezclados
- Un cazo de agua
- 1 o 2 huevos y un poco de pan rallado, para rebozar
- *Salsa:* queso fresco batido + hierbabuena picada + ralladura de limón

Nota:

Si no quieres esperar, puedes introducir la masa de patata y boniato a enfriar 20-30 minutos en el congelador. Las croquetas, una vez rebozadas, se pueden congelar.

Elaboración

1. Pela las patatas, pártelas en 4 y cuécelas en un cazo con agua hirviendo hasta que estén hechas. Escurre y reserva.

2. Haz el boniato asándolo entero en el horno (20 minutos a 200 °C). Espera a que temple y pélalo.

3. Pasa las patatas y el boniato por un pasapurés o aplástalos con un tenedor hasta hacerlos puré. Mézclalos y añade sal y pimienta al gusto. Introdúcelo en la nevera, para que se enfríe, mejor de un día para otro o mínimo 2 horas.

4. Corta el queso en dados pequeños. Con las manos limpias, coge una cucharada del puré de patata y boniato, coloca un dado de queso en el centro y envuélvelo dándole forma de croqueta.

5. Pasa las croquetas por huevo batido y pan rallado. Guárdalas en la nevera o dóralas en la sartén con muy poco aceite.

6. *Salsa:* prepara una salsa sencilla mezclando queso fresco batido con unas hojas de hierbabuena picadas y un poco de ralladura de limón.

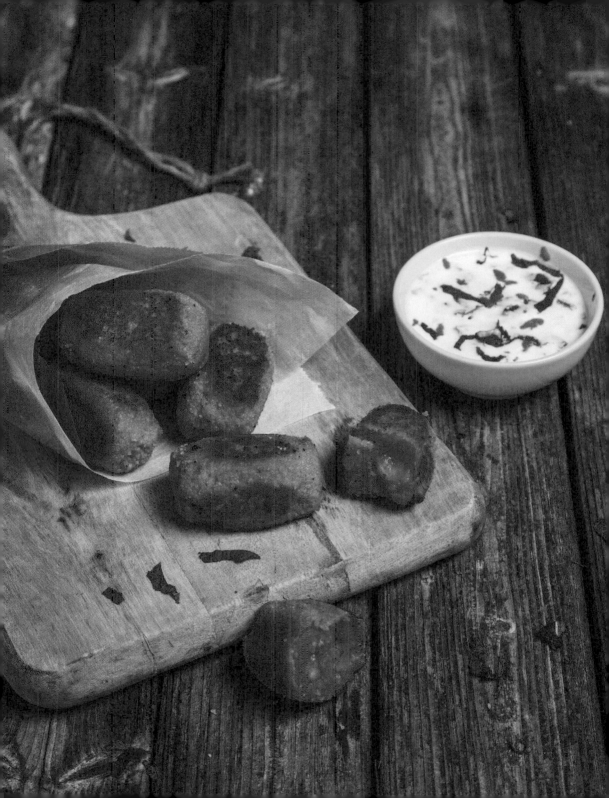

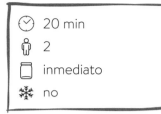

- 20 min
- 2
- inmediato
- no

- 1 cebolleta
- 1 pimiento verde
- 1 calabacín
- 225 g de espinacas congeladas
- Un puñado de guisantes congelados
- 1 aguacate
- 2 huevos
- Una pizca de sal y pimienta
- Un chorrito de aceite de oliva virgen extra

SARTÉN VERDE CON AGUACATE Y HUEVO

Elaboración

1. Descongela las espinacas en el microondas unos minutos. Haz lo mismo con los guisantes.

2. Pica la cebolleta y el pimiento verde, y rehoga en una sartén con un poco de aceite, sal y pimienta. Añade el calabacín troceado en dados pequeños, las espinacas y los guisantes. Cocina unos minutos hasta que esté todo hecho.

3. Haz un par de huecos entre la verdura y casca un huevo dentro de cada uno. Pon al fuego medio-suave y tapa hasta que se cuaje la clara del huevo y la yema quede blanda.

4. Sirve en la misma sartén con unas láminas de aguacate y espolvorea un poco de pimienta.

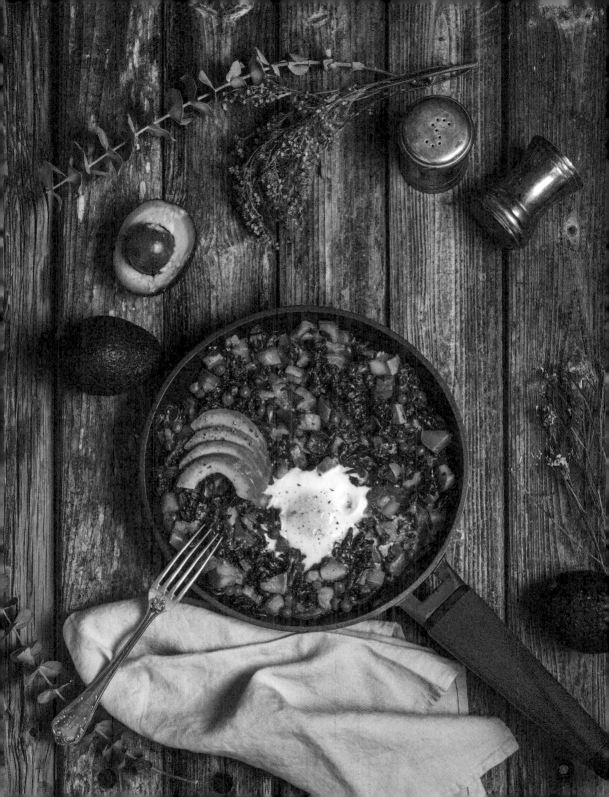

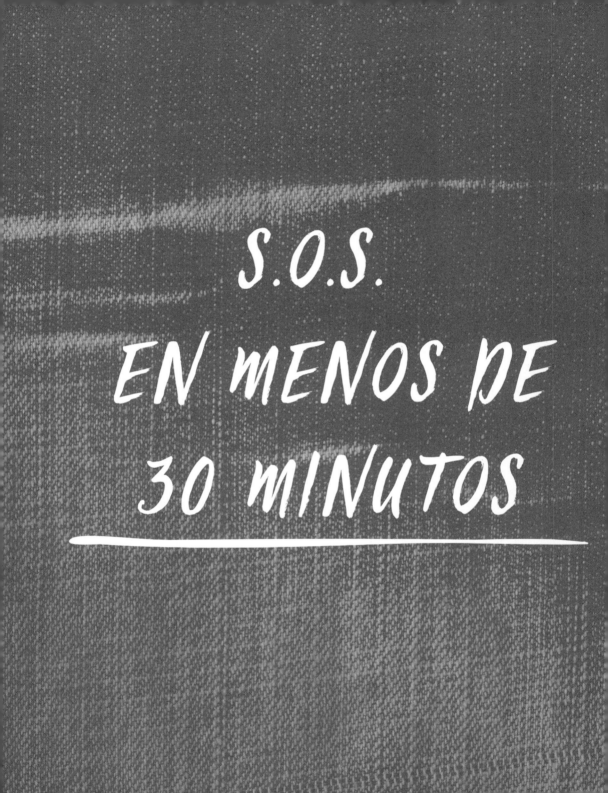

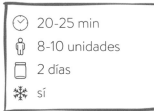

- ⏱ 20-25 min
- 👤 8-10 unidades
- 🥫 2 días
- ❄ sí

- 100 g de zanahorias (2 unidades)
- 350 g de brócoli
- 100 g de queso grana padano o mozzarella rallado
- 3 huevos
- ½ cucharadita de ajo en polvo
- ½ cucharadita de cebolla en polvo
- Un poco de sal y pimienta

Nota:

Puedes hacer las tortitas en la sartén con unas gotas de aceite de oliva. Fórmalas con cuidado, aplastando con una cuchara una vez que estén en la sartén, y dales la vuelta con cuidado.

TORTITAS DE BRÓCOLI, ZANAHORIA Y QUESO

Elaboración

1. Precalienta el horno a 220 °C. Mientras, pela y ralla las zanahorias y el brócoli. Puedes hacerlo con un robot o a mano con el rallador.

2. Mezcla todos los ingredientes en un bol. Forra una fuente de horno con papel vegetal y ve colocando montoncitos de la mezcla sobre ella. Para darles forma, ayúdate de un aro para emplatar o de una cuchara. Hornea 10 minutos, hasta que estén doradas.

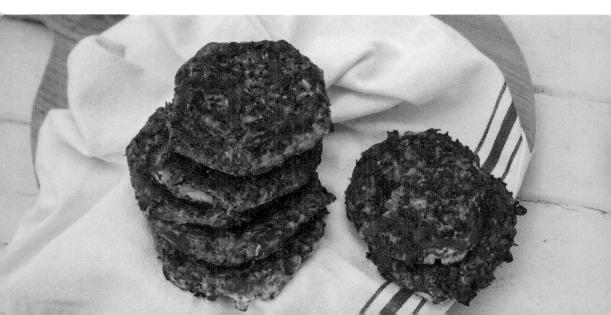

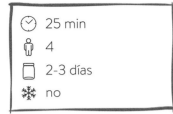

- Agua (menos de medio vaso)
- 2 berenjenas grandes
- 1 cebolla
- 1 cucharada de curry en polvo
- 4 huevos ecológicos
- Un poco de sal
- Un chorrito de aceite de oliva virgen extra
- Unas gotas de aceite de oliva virgen extra

Nota:

Al hacer el huevo a la plancha, el fuego debe estar suave para no quemar la base del huevo, y tapado, para que se haga por la superficie.

BERENJENAS AL CURRY CON HUEVO A LA PLANCHA

Elaboración

1. Corta la cebolla en juliana y rehógala en una sartén con un poco de aceite. Añade las berenjenas cortadas en dados pequeños. Deja que se cocine a fuego medio-suave, hasta que esté bien hecha. Debe quedar bien pochadita y blanda.

2. Agrega el curry en polvo y un poco de agua (menos de medio vaso). Mezcla bien y retira del fuego.

3. Para hacer el huevo a la plancha, pon una sartén con ½ cucharada de aceite de oliva. Cuando esté caliente, casca un huevo encima, baja a fuego suave y tapa de inmediato. El huevo se hará en un par de minutos con el calor del recipiente.

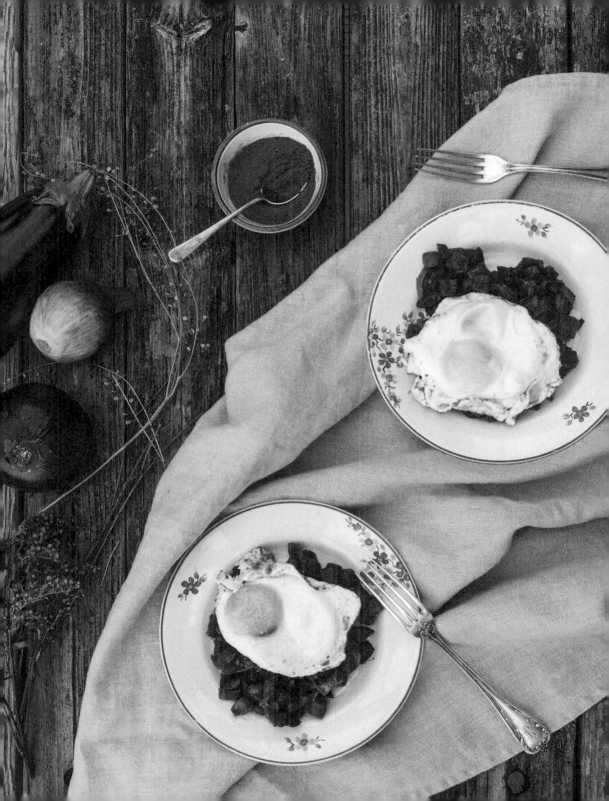

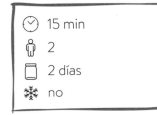

- 3 huevos
- 80 g de atún
- 8-10 espárragos trigueros
- 40 g de mozzarella
- Una pizca de sal y pimienta
- Unas gotas de aceite de oliva virgen extra

Nota:

Cuidado con el fuego; debe estar suave para que no se queme la base de la tortilla.

TORTILLA ABIERTA CON TRIGUEROS Y ATÚN

Elaboración

1. Trocea los espárragos trigueros y saltéalos un par de minutos en una sartén.

2. Bate los huevos con un poco de sal y viértelos en una sartén caliente, antiadherente, con unas gotas de aceite. Tápala y ponla a fuego suave. Cuando empiece a cuajarse la tortilla, reparte por encima el atún y los espárragos trigueros. Vuelve a tapar hasta que se cuaje a tu gusto.

3. Retira del fuego, desmiga la mozzarella por encima de la tortilla y ponle un poco de pimienta molida.

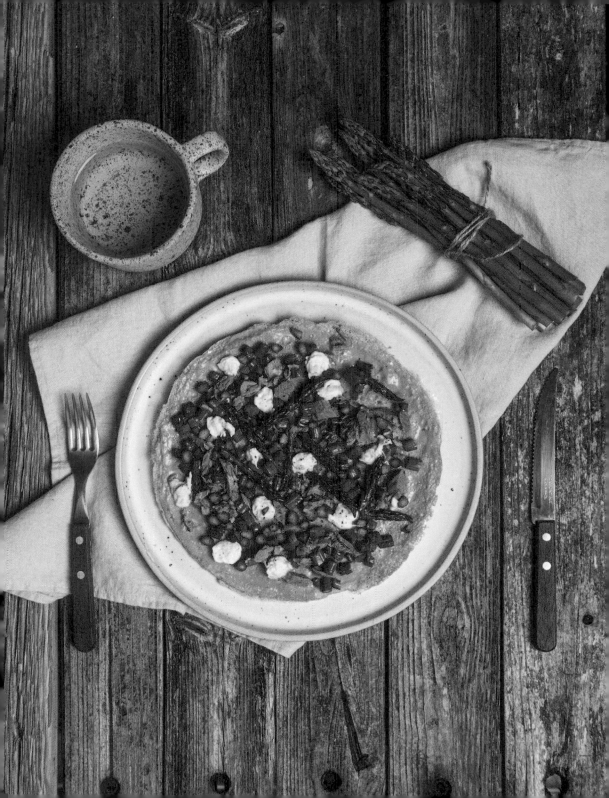

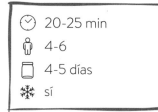

- 600 g de pechuga de pollo entera (2 pechugas)
- 200 g de copos de maíz sin azúcares añadidos
- Sal y pimienta
- 1 huevo
- *Kétchup saludable casero:* 350 g de salsa de tomate + 1 ajo rallado + 1 cucharadita de pimentón dulce + 1 cucharada de miel + 1 cucharada de vinagre de Módena

Nota:

Puedes congelar tanto los fingers sin rebozar como el kétchup casero.

FINGERS DE POLLO CRUJIENTES CON KÉTCHUP SALUDABLE CASERO

Elaboración

1. Pon los copos de maíz en una bolsa y tritúralos dando golpecitos con un rodillo o con la base de una botella.

2. Corta las pechugas en tiras para hacer los fingers. Ponles sal y pimienta, pasa cada trozo por huevo batido y reboza con el maíz triturado. Ve colocando los fingers en una bandeja de horno con papel vegetal. Hornea a 220 °C unos 8-10 minutos, hasta que estén dorados.

3. *Kétchup saludable casero:* pon el tomate en un cazo y añade el resto de los ingredientes. Mezcla bien y deja que se cocine 5 minutos a fuego bajo. ¡Listo!

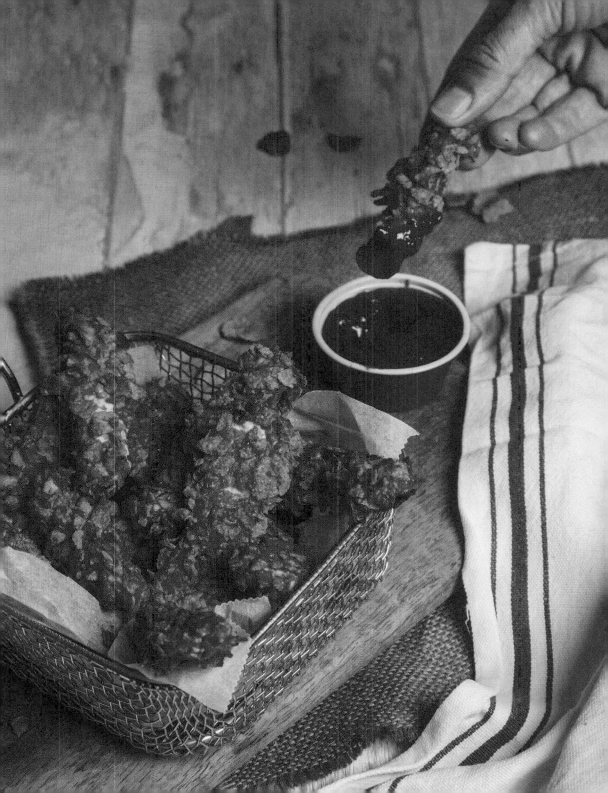

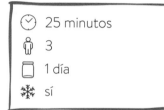

- 25 minutos
- 3
- 1 día
- ❄ sí

- 300 g de brócoli
- 80 g de almendra molida
- 2 huevos
- Una pizca de sal y pimienta
- Un poco de orégano
- Brotes verdes
- Hummus de garbanzos
- Rodajas de pepino
- Cebolla roja encurtida

Notas:

Puedes utilizar un molde cuadrado para hacer el pan.

Se puede congelar y tostarlo directamente del congelador.

La cebolla encurtida se prepara macerando la cebolla en juliana con zumo de limón durante 3 días en un tarro cerrado.

SÁNDWICH VEGGIE CON PAN DE BRÓCOLI

Elaboración

1. Precalienta el horno a 180 °C. Tritura el brócoli con un robot. Ponlo en un bol y añade la almendra molida, 2 huevos, una pizca de sal, pimienta y orégano. Pon la masa en una bandeja de horno con papel vegetal y dale forma rectangular. Hornea unos 20 minutos. Dale la vuelta si lo quieres dorado por los dos lados.

2. Espera a que temple y córtalo para hacer tus rebanadas de sándwich.

3. Haz un delicioso sándwich untando uno de los lados del sándwich con hummus, unas rodajas de pepino, cebolla roja encurtida y unos brotes verdes. ¡Delicioso!

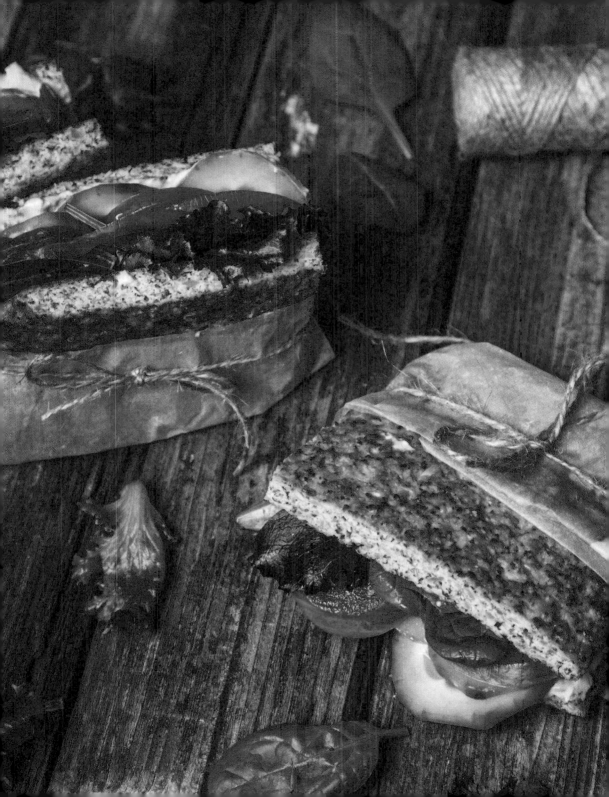

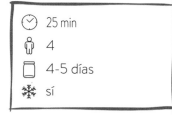

⏱ 25 min

👤 4

🗄 4-5 días

❄ sí

- 600 g de pechuga de pollo enteras (2 pechugas)
- 1 cebolla
- 1 diente de ajo
- 1 manzana golden
- ½ mango
- 1 cucharada colmada de curry en polvo
- Un poco de agua
- Un poco de sal y pimienta
- 150 g de quinoa
- Un puñado de pasas, pipas de girasol y calabaza
- Un chorrito de aceite de oliva virgen extra

Notas:

Puedes congelar la quinoa una vez hecha. Ponla directamente en una sartén o al microondas, y se descongelará enseguida.

También puedes congelar el pollo al curry.

POLLO AL CURRY DE MANZANA Y MANGO CON QUINOA PILAF

Elaboración

1. Pica la cebolla y el ajo, y rehógalos en una olla con un poco de aceite. Añade la manzana y el mango pelados y troceados y un pelín de agua, el curry, sal y pimienta. Deja que se cocine 10-12 minutos, hasta que se ablande. Tritura.

2. Mientras se hace la salsa, trocea el pollo en dados y saltéalos en una sartén para dorarlos. Agrégalos a la salsa una vez triturada y dale un calentón a todo junto hasta que el pollo se termine de hacer.

3. *Quinoa pilaf:* cuece la quinoa en abundante agua hirviendo durante unos 12 minutos. Escurre bien y saltéala en una sartén con unas gotas de aceite de oliva. Añade un puñado de pasas, pipas de calabaza y girasol.

4. Sirve el pollo al curry acompañado de la quinoa pilaf.

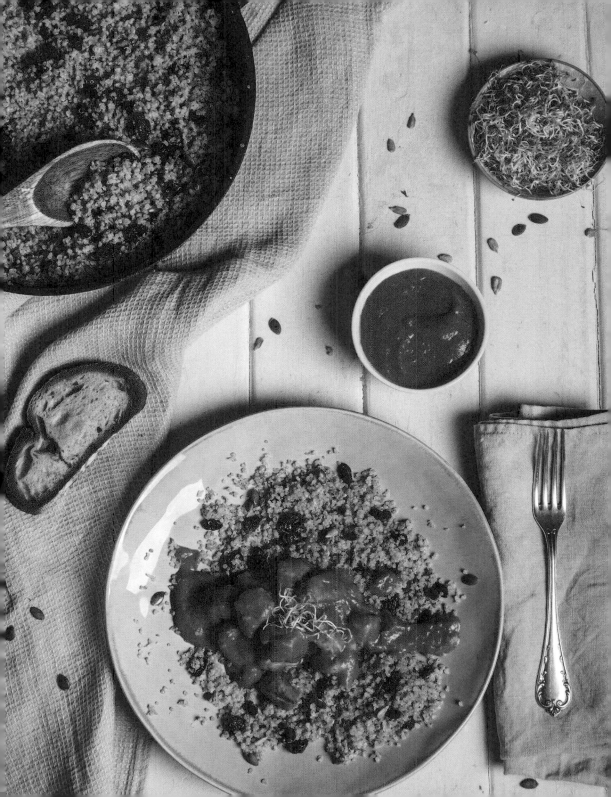

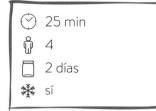

- 25 min
- 4
- 2 días
- sí

- 1 cebolla
- 2 dientes de ajo
- 1 pimiento verde
- 1 berenjena
- 1 calabacín
- 3 tomates rallados
- 300 g de pescado blanco
- 250 g de fideos finos
- Un poco de agua
- Un chorrito de aceite de oliva virgen extra
- Una pizca de sal y pimienta

Nota:

Cuidado, no pongas demasiada agua, porque los fideos finos se hacen enseguida.

SARTÉN DE FIDEOS CON VERDURAS Y PESCADO

Elaboración

1. Pica la cebolla, los ajos y el pimiento, y rehógalos en una cazuela con un poco de aceite de oliva. Añade los tomates rallados, la berenjena y el calabacín en dados pequeños. Cocina unos minutos e incorpora el pescado. Ve desmigándolo con una cuchara de madera.

2. Incorpora los fideos, sal, pimienta y un poco de agua. En 5 minutos estarán hechos.

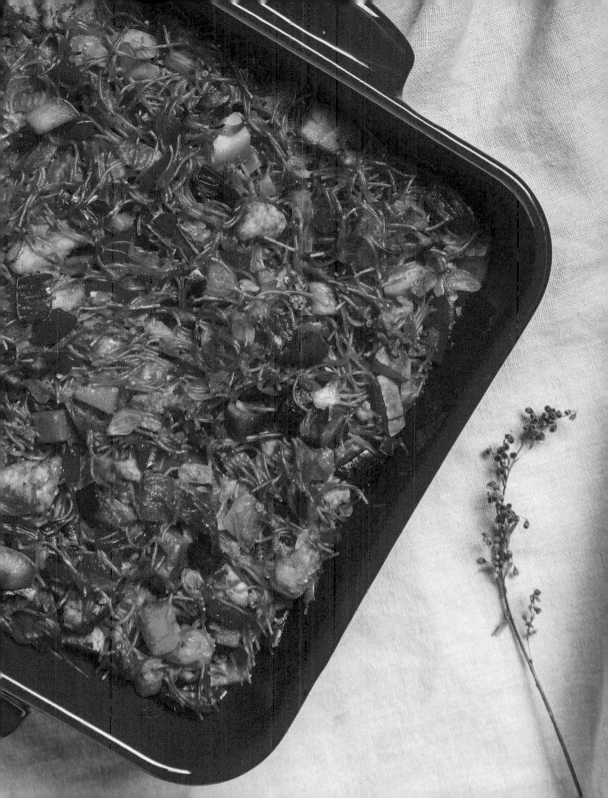

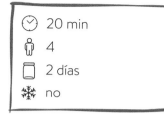

- 🕐 20 min
- 👤 4
- 🗄 2 días
- ❄ no

- 2 calabacines
- 200 g de atún (2 latas)
- 150 g de salsa de tomate
- 1 cucharadita de orégano y otra de albahaca
- Un poco de queso tipo cottage o requesón
- La ralladura de 1 limón
- Un poco de sal y pimienta

CALABACINES RELLENOS DE ATÚN CON TOMATE

Elaboración

1. Corta los calabacines por la mitad a lo largo, ponlos en un plato e introdúcelos en el microondas unos 8-10 minutos. Saca y retira la carne del calabacín con la ayuda de una cuchara y con cuidado de no romper la piel. Trocea la carne con un cuchillo y reserva.

2. Mientras se hacen los calabacines, mezcla en un bol el atún con la salsa de tomate, un poco de sal y pimienta, orégano y albahaca. Agrega la carne de calabacín picada y rellena cada piel con la mezcla.

3. Para servir, ponle un poco de queso tipo cottage o requesón, y la ralladura de limón. Le dan un toque riquísimo.

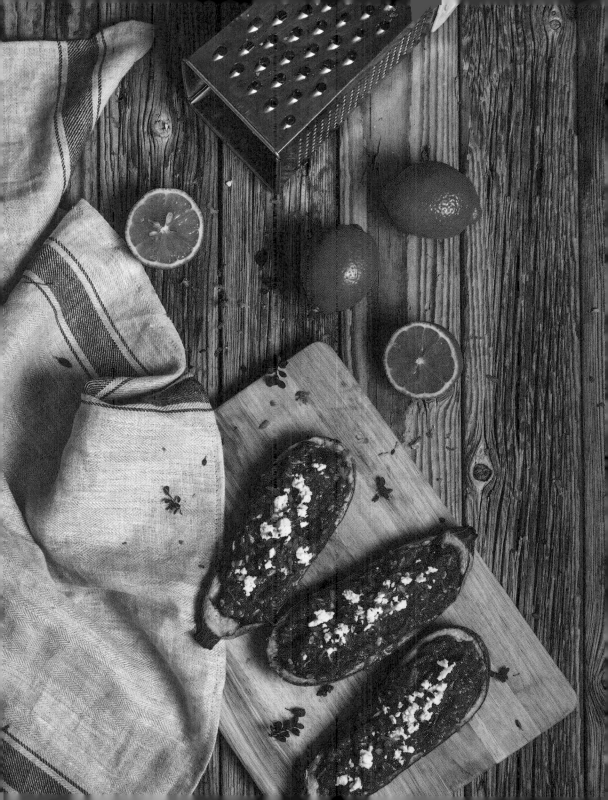